创新教育"互联网+"中医技法丛书

家庭实用穴位按摩示范

王强虎　秦金霞　主　编

中国科学技术出版社
·北京·

图书在版编目（CIP）数据

家庭实用穴位按摩示范 / 王强虎，秦金霞主编 . —北京：中国科学技术出版社，2020.7

ISBN 978-7-5046-8498-1

Ⅰ . ①家… Ⅱ . ①王… ②秦… Ⅲ . ①穴位按压疗法 Ⅳ . ① R245.9

中国版本图书馆 CIP 数据核字（2019）第 275621 号

策划编辑	崔晓荣
责任编辑	张　晶
装帧设计	华图文轩
责任校对	焦　宁
责任印制	马宇晨

出　　版	中国科学技术出版社
发　　行	中国科学技术出版社有限公司发行部
地　　址	北京市海淀区中关村南大街 16 号
邮　　编	100081
发行电话	010-62173865
传　　真	010-62179148
网　　址	http：//www.cspbooks.com.cn

开　　本	720mm×1000mm　　1/16
字　　数	223 千字
印　　张	18
版　　次	2020 年 7 月第 1 版
印　　次	2020 年 7 月第 1 次印刷
印　　刷	河北鑫兆源印刷有限公司
书　　号	ISBN 978-7-5046-8498-1/R · 2488
定　　价	56.00 元

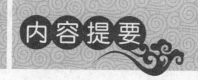

内容提要

　　《家庭实用穴位按摩示范》是以中医脏腑、经络学说为理论基础，结合西医的解剖和病理诊断，用手法作用于人体特定穴位以调节机体生理功能、改变病理状况，达到调理身体不适和治病养生的目的。本书列举了内、外、妇、儿、五官、皮肤科等的常见疾病，针对每种疾病都介绍了数个对应的特效穴位，并对取穴方法、按摩手法进行了详尽的图解。其特点是按摩入门简单，不需要理解深奥的医学知识，不必使用专业的医疗器材，只要找到正确的穴位及反射区，用手部进行按压，抓住按压要诀与手法，熟练之后便能很快掌握。

　　本书志在为读者解除学习按摩的最后一道专业门槛，帮读者轻松掌握穴位按摩的要点，为自己及家人的健康保驾护航。

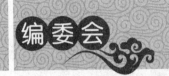编委会

主　编　王强虎　秦金霞
副主编　张沛烨　贾　奇　周彩霞
编　委（按姓氏笔画排序）
　　　　王强虎　张沛烨　张莉君　周彩霞　秦金霞
　　　　贾　奇　高　莉　董鸿智　薛　婷

前 言

　　按摩，又称"推拿""导引"，是中医最古老的一种预防、治疗疾病的方法。早在先秦时代就有记载，我国古代名医扁鹊、华佗等就用这种方法治疗了许多疾病。魏、晋、隋、唐时期，经穴按摩治疗和自我按摩保健已十分流行，并在那时传入了朝鲜、日本、印度等国家。宋、金、元时期，按摩防治疾病的范围扩大，涉及内、外、妇、儿各科疾病。到明、清时期，在此基础上，按摩实践与理论有了更进一步的发展。以后，按摩疗法几经沿革，时至今日更以其防治疾病的特色和良好效果，在我国乃至世界范围内引起了高度重视。随着医学科学技术的进步，按摩在理论和技术方面都有了新的、更大的发展，其中经穴按摩更是受到人们的欢迎。当然，几千年来经穴按摩之所以在人民群众中流传下来，是与它的良好治疗效果分不开的。

　　本书主要以经穴按摩防病、治病为中心，传播中医文化，对于拓宽知识视野、启发人们运用经穴防病治病思路是很有帮助的。本书系统全面地介绍了中医的按摩、经络、腧穴基础理论知识，以及常见疾病的选穴和经穴按摩方法。全书着重介绍了简单实用的保健和养生之法，并配有相应的图示和要点说明，适用于广大百姓将中医保健方法运用到家庭日常生活中，对于经穴按摩基本操作一目了然，让高深莫测的中医经络知识变得简单易懂，以最少的投入获得最大的健康收益。本书简明扼要，注重实用性和科学性，便于读者查找、学习、记忆；同时可供临床中医师、中医院校学生、中医爱好者参考学习。

编著者

目　录

第一章　经络穴位按摩基础知识

第二章　经络理论与常用点穴穴位

第三章　经穴按摩临床应用

第一章 经络穴位按摩基础知识

一、什么叫按摩

按摩是指应用手或肢体的其他部位，在患者体表特定的部位和穴位上，施以特定的技巧动作，达到防治疾病目的的方法。按摩是一种适应证十分广泛的物理疗法，属于汉唐时期养生家的外治法范畴。按摩已有数千年的历史，可以由他人按摩，也可以自我按摩，不受时间、环境、条件的限制。按摩可以调整胃肠神经功能，减轻自觉症状，改善消化功能。应用按摩防病、治病、健身、益寿。按摩疗法主要是应用特定手法作用于人体体表的穴位及其他特定部位，改变疾病的病理生理过程，使疾病症状缓解或消除，加速疾病康复。按摩疗法的基本原理是疏通经络、行气活血，具有安全有效、简便易用的特色。

点穴疗法与针灸按摩如出一辙，实际上是以指代针，以传统中医的阴阳五行学说、脏腑经络学说、卫气营血学说等基本理论为指导，依据辨证论治的原则，用双手在患者体表特定穴位上采用点、按、揉、压、提、捏、拿、擦、推、摩、搓、掐等手法对穴位施加刺激，从而达到养生保健、治疗疾病的一种方法。

中医认为，点穴疗法具有平衡阴阳、疏通经络、调理气血、调整脏腑功能等作用。现代医学研究也证实，点穴疗法对人体的循环系统、呼吸系统、消化系统、内分泌系统、免疫系统、神经系统、运动系统、皮下组织，以及人体的能量系统、信息系统均有很好的调节作用。加之点穴疗法不用针、不用药，方便快捷，治疗范围广，疗效显著，颇受大众欢迎，尤其在缺医少药的地区或家庭保健治疗方面更有其独特的优势。

二、常用的经穴按摩手法有哪些

经穴按摩手法很多、很复杂，有时用一种或数种按摩手法配合使用。临床上常用的经穴按摩手法，概括起来有以下几种。

1. **点法** 用拇（示、中）指端、肘尖及拇（示、中）指的近端指间关节屈曲突起部位点按某一部位或穴位称为点法，即有拇（示、中）指端点、肘尖点、屈指点。

【要领】

（1）拇指端点：是用拇指指端点压体表。操作时拇指伸直，其余四指握紧，拇指末节紧贴示指桡侧，以拇指指端着力深按间断按压、压之不动，见图1-1。

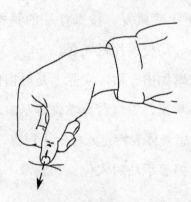

图1-1 拇指端点点法

（2）中指端点：中指垂直，用示指与环指紧抵中指背，拇指抵住中指掌面，逐渐垂直用力下压，见图1-2。

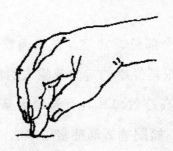

图 1-2 中指端点点法

（3）屈指点：屈拇指点，用拇指指间关节桡侧点压体表；屈示（中）指点，用示（中）指近端指间关节点压体表。操作时，拇（示、中）指屈曲，其余四指握紧，以近端指间关节点压体表，见图 1-3。

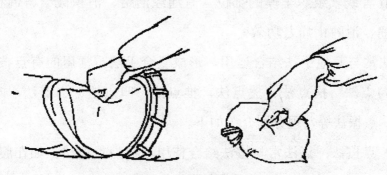

图 1-3 屈指点点法

（4）肘尖点：术者屈曲肘关节，以肘尖着力于施术部位或穴位。操作时，肘关节屈曲，以肘尖按压体表施术部位，逐渐用力垂直下压，用力要大小适宜。

【要求】

点法操作时，术者施力部位紧贴体表某一部位或穴位，用力方向垂直体表，逐渐用力垂直下压，不可移动，要由轻到重，稳而持续，使力量透达机体组织的深部，达到一定力度时，持续用力片刻，然后逐渐减力。点法作用面积小，用力集中，刺激量强，使用时要根据患者的具体情况和操作部位酌情用力。

【应用】

点法适用于全身各个部位、穴位，在肌肉较薄的腰背部和四肢的骨缝处用点法较为适宜。根据经络的走向及腧穴的特性，结合点按的方向，可使经气直达病所，提高疗效。其具有开通闭塞、活血止痛、调整脏腑功能的作用。脘腹疼痛、腰腿痛等病症常用本法治疗。

点法用力分为轻、中、重3种。轻手法要做到力轻而富有弹性，是一种较弱的刺激手法，偏于补，多用于小儿、妇女、年老体弱及虚证患者；中等手法力介于轻重之间，中等刺激量，有调和营卫、疏通经络、补虚泻实的作用；重手法是一种强刺激手法，偏于泻，主要用于青壮年、体格健壮者或软组织丰厚的部位，有通经活络、消积破结、调和阴阳、点穴开筋、消肿止痛之功效。

点法常与其他手法结合运用，形成复合手法，常用的有点按法、点揉法、勾点法、掐点法、拨点法、推点法、叩点法、击点法、拿点法、擦点法、点振法等，现分别介绍如下。

（1）点按法：点法常与按法结合使用，称为点按法。如在腹部点按中脘、气海、关元等穴，多用此法。

（2）点揉法：点法和揉法结合运用，称为点揉法，点法操作结束时，常继以揉法，不宜突然松手。这样可以消除点按穴位而产生的局部淤滞不适感。

（3）勾点法：在点按关节凹陷处的穴位时，如极泉、委中等，可用中指或示、中指屈曲，指端着力于穴位上，以指尖加力向内按压，并停留保持适当时间。这种点穴手法称为勾点法。本法具有较强的刺激量，适用于青壮年及一些慢性病证。

（4）掐点法：多用拇指指甲垂直用力掐点穴位，不要揉动。多用于治疗急性病证、痛证等。常用穴位有水沟（人中）、十宣、十二井穴、合谷、曲池、会阴等。

（5）拨点法：运用拇指指端或肘尖点按穴位后，并上下、左右弹拨以分解粘连，多用于治疗肌肉、肌腱、韧带等粘连性疾病，或用于穴下有条索状结节处，以加强刺激，如痉挛性胃痛拨点胃俞、脾俞；胆绞痛拨点胆囊、胆俞；心绞痛拨点心俞、厥阴俞；肾绞痛拨点肾俞、委中；坐骨神经痛拨点环跳、承山等。

（6）推点法：此为推法与点法的结合运用，称为推点法。多用在某一经络路线上，推经穴位处，用力点揉以加强刺激，多以指端或肘尖推点。如以肘尖沿膀胱经第一侧线自上而下推点各背俞穴，可调节内脏功能；自环跳沿下肢后侧推点经过承扶、殷门、委中、承筋、承山等可通络止痛。用拇指指端自膻中向下推点至关元，可健脾和胃；自印堂向上推点经过神庭、囟门至百会，可镇静安神等。

（7）叩点法：多以自然弯曲的示指或中指指端垂直用力叩点穴位，可激发经气，加强感应，多用于感觉迟钝的患者，如叩击印堂以安神镇惊，叩击百会以升阳举陷，叩击背俞穴以振奋脏腑之气等。

（8）击点法：击点法是以掌根击点肌肉丰厚部位的穴位。此法可提高肌肉的兴奋性，疏通经络之气，常用于治疗肢体痿痹，如下肢瘫痪、痿软无力，可击点环跳；上肢疼痛麻木，可击点曲池等。

（9）拿点法：在拿捏肢体经络穴位时，稍作停留以加重对穴位的刺激，称为拿点法。拿点法用于四肢部位，以疏通经络之气，促进气血运行，如拿点手阳明大肠经以治疗肩关节周围炎，拿点足阳明胃经以治疗下肢痿痹和胃肠道疾病，拿点足太阴脾经以治疗下腹部病痛。

（10）滚点法：滚点法为滚法的变法。在操作时，以第5掌指关节背侧为着力点滚点穴位，给予治疗部位连续的、稳重适宜的刺激，多适用于肌肉丰厚处的穴位，如背部的背俞穴，肩部的肩井、肩中俞、肩外俞，臀部的环跳、秩边，下肢的承扶、殷门、承筋、承山等。

（11）点振法：以指端点按穴位得气后，结合振法以加强对穴位的刺激即为点振法。如治疗脾胃虚弱可点振中脘、气海、关元等，治疗痛经可点振中极、关元、子宫等穴，治疗腰肌劳损可点振肾俞、大肠俞等。

2．揉法　揉法是用手指、掌根、鱼际等部位对一定部位或穴位施以旋转揉动。

【要领】

（1）掌揉法：是用手掌大鱼际或掌根吸定于一定部位或穴位上，腕部要放松，以肘部为支点，前臂做主动摆动，带动腕部做轻柔缓和的回旋样摆动，见图1-4。

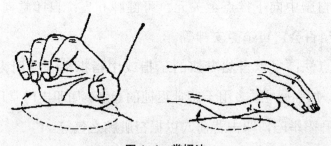

图1-4　掌揉法

（2）指揉法：是用手指螺纹面吸定于一定的部位或穴位上，腕部要放松，以肘部为支点，前臂做主动摆动，带动腕和掌指做轻柔缓和的回旋样摆动，见图1-5。

【要求】

本法操作时压力要轻柔，动作要协调而有节律，带动皮下组织运动，不能离开皮肤。一般频率为每分钟120～160次。

【应用】

本法轻柔缓和，刺激量小，适用于全身各部。指揉法适用于全身穴位，大鱼际揉法适用于头面部，掌根揉法适用于肩背、腰、四肢。揉法具有宽胸理气、消积导滞、活血祛瘀、消肿止痛等作用，常用于脘腹痛、胸闷胁痛、便秘、泄泻等肠胃疾患以及因外伤引起的红肿、疼痛等症状。

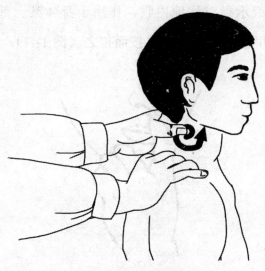

图 1-5　指揉法

　　附：揉法和压法结合使用时，称揉压法，即在应用指压的同时进行旋转揉动。具体方法是以中指或拇指指腹压于（即指压）选好的部位或穴位上，同时做顺时针或逆时针方向的旋转揉动，边压边揉，反复进行。操作时压力轻揉而均匀，手指不可离开接触的皮肤（穴位），使该处的皮下组织随手指的揉动而滑动（图 1-6）。不要在皮肤上摩擦，频率以每分钟 200 ～ 280 次为宜。

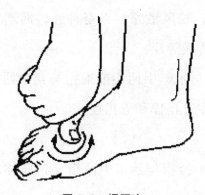

图 1-6　揉压法

3.掐法　以指端甲缘重按患者体表特定部位或穴位的手法,称为掐法。

【要领】

术者以拇指或示指对称地内收，作用于身体某一部位或穴位，用单手或双手拇指端甲在施术部位上重按而掐之（图1-7）。

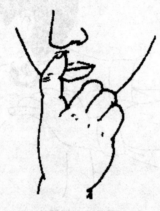

图1-7　掐法

【要求】

施术时指端甲缘紧贴体表，不可滑动，用力轻重及频率依受术者年龄和病症虚实而定。本法属重刺激手法之一，应在施术部位垫一块治疗巾，紧急时用患者或术者衣服也可，防止掐破皮肤。

【应用】

本法适用于全身穴位，急救时常用此法，如掐水沟、涌泉。其具有开窍醒神、回阳救逆、祛风散寒、兴奋神经、温通经络的作用。适用于偏瘫、头痛、感冒、昏厥等症。

4．捏法　用拇指与示、中两指或拇指与其余四指相对用力挤压肌肤的方法，称为捏法，即三指捏和五指捏。

【要领】

（1）三指捏：是用拇指与示、中两指夹住肢体，相对用力做一紧一松挤压（图1-8）。

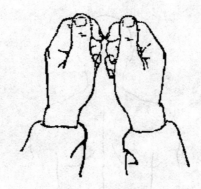

图 1-8　三指捏

（2）五指捏：是用拇指与其余四指夹住肢体，相对用力做一紧一松挤压（图 1-9）。

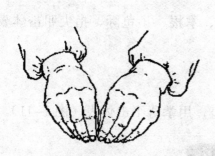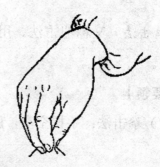

图 1-9　五指捏

【要求】

在做相对用力挤压动作时要循序而行，均匀而有节律性。

【应用】

本法适用于头部、颈项部、四肢及脊背，具有舒筋通络、行气活血的作用。适用于头痛、颈项病、食欲缺乏等症。

用于脊柱时，称为"捏脊疗法"。以三指捏为例：用拇指桡侧缘顶住皮肤，示、中两指前按，三指同时用力提拿肌肤，双手交替捻动，自下而上，向前推行，每捏 3 次，向上提拿 1 次，一般做 5 遍（图 1-10）。可用于治疗多种小儿疾病及成年人腹痛、妇女月经病。

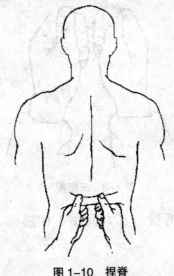

图 1-10　捏脊

5. **击法**　又称叩击法。用拳背、掌根、小鱼际、指尖叩击体表，称为击法。

【要领】

（1）拳击法：手握空拳，腕伸直，用拳背平击体表（图 1-11）。

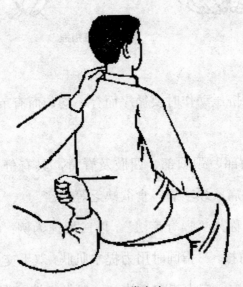

图 1-11　拳击法

（2）掌击法：手指自然松开，腕伸直，用掌根部叩击体表（图 1-12）。

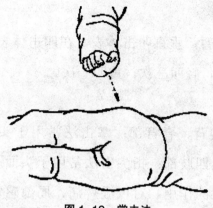

图1-12 掌击法

（3）侧击法：又称小鱼际击。手指自然伸直，腕略背屈，用单手或双手小鱼际部击打体表（图1-13）。

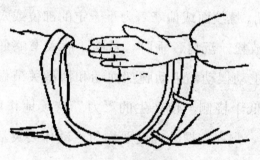

图1-13 侧击法

（4）指尖击法：用指端轻轻打击体表，如雨点下落，分单指击法和四指击法（图1-14）。

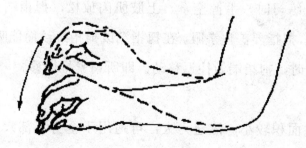

图1-14 指尖击法

此外，用桑枝棒击打体表或阿是穴（压痛点），则称为棒击法。

11

【要求】

击法要快速而短暂，垂直叩击体表，在叩击体表时不能有拖抽动作，速度要均匀而有节奏，轻叩三次，重叩一次。

【应用】

拳击法常用于腰背、脊背部；掌击法常用于头顶、腰臀及四肢部；侧击法常用于腰背及四肢部；指尖击法常用于头面、胸腹部。本法具有舒筋通络、调和气血的作用。对风湿痹痛、局部感觉迟钝、肌肉痉挛或头痛等症，常用本法配合治疗。

6. 一指禅推法

【要领】

用大拇指指端、螺纹面或偏峰着力于一定的部位或穴位上，挺胸收腹，呼吸自然，腕部放松，沉肩、垂肘、悬腕，肘关节略低于手腕，以肘部为支点，前臂做主动摆动，带动腕部摆动和拇指关节做屈伸活动。腕部摆动时，尺侧要低于桡侧，使产生的"力"持续地作用于治疗部位上，见图 1-15。压力、频率、摆动幅度要均匀，动作要灵活。手法频率为每分钟 120～160 次。

【要求】

拇指端要吸定，肩、肘、腕、掌各部位都要放松，把功力集中于拇指，发力于指端。练习时，手握空拳，上肢肌肉放松，拇指端自然着力，不可用蛮力下压，拇指要盖住拳眼。在拇指端或拇指螺纹面能吸定的基础上，练习腕部摆动时，拇指端做往返移动，即所谓紧推慢移。

【应用】

本法接触面积较小，渗透力大，可适用于全身各部穴位。临床常用于任脉、头面、腰背、胸腹及四肢等处。其具有舒筋活络、调和营卫、祛瘀消积、健脾和胃的功能，适用于头痛、胃痛、腹痛及关节筋骨酸痛等病症的治疗。

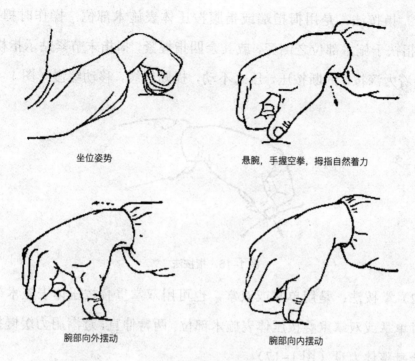

坐位姿势　　　　　　　　悬腕，手握空拳，拇指自然着力

腕部向外摆动　　　　　　腕部向内摆动

图 1-15 一指禅推法

7. 捻法

【要领】

用拇、示指螺纹面捏住一定部位，两指相对做搓揉动作。

【要求】

操作时动作要灵活、快速，用劲不可呆滞。

【应用】

本法一般适用于四肢小关节。其具有理筋通络、滑利关节的作用，常配合其他手法治疗指（趾）关节的酸痛、肿胀或屈伸不利等症。

8. **按法** 按法是最早应用于按摩疗法的手法之一，也是点穴疗法的主要手法之一。以单手或双手的手指或手掌着力于施术部位，用力按压称为按法，有指按法、掌按法和肘按法 3 种。

【要领】

（1）指按法：是用拇指端或指腹按压体表施术部位。操作时拇指伸直，余指扶于施术部位之侧旁，或其余四指握紧，拇指末节紧贴示指桡侧，以拇指着力深按，间断按压，压之不动，提则轻缓，移动缓慢（图1-16）。

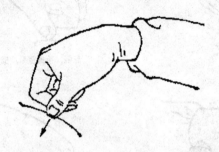

图1-16　指按法

（2）掌按法：是用单掌或双掌，也可用双掌重叠按压体表施术部位。操作时单掌或双掌重叠按压体表施术部位，两臂伸直，逐渐用力缓慢按压，利用全身整体力量（图1-17）。

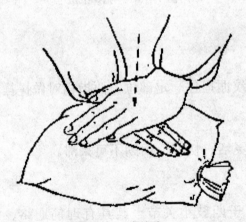

图1-17　掌按法

（3）肘按法：是用肘尖按压体表施术部位。操作时肘关节屈曲，以肘尖按压体表施术部位，逐渐用力垂直下压，宜用整体力量（图1-18）。肘按法力量较大，应控制好力量。

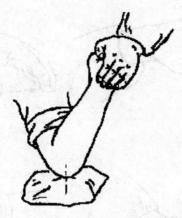

图 1-18 肘按法

【要求】

术者施力部位紧贴体表某一部位或穴位，逐渐用力垂直下压，不可移动，按压方向要垂直，用力要由轻到重，稳而持续，使力量透达机体组织的深部，达到一定力量后，稍停片刻，缓缓提起，不可使用暴力按压或按压后快速减力。

【应用】

按法在临床上常与揉法、拨法结合应用，组成按揉、按拨等复合手法。指按法可用于全身各部位穴位；掌按法、肘按法常用于腰部和腹部、四肢、肩背。本法具有放松肌肉、开通闭塞、通经活络、活血止痛的作用。本法适用于胃痛、头痛、肢体酸痛麻木等疼痛病症的治疗。

9．推法 用指的螺纹面、鱼际、手掌根或肘部在身体某部位或穴位上做直线推或分推。推时，手指紧贴体表，用力应稳，速度宜缓慢，用力要均匀。推法有指推法、鱼际推法、掌推法和肘推法4种（图1-19）。

【要领】用指的螺纹面、鱼际、手掌根或肘部着力于一定部位的穴位上或按经络的循行方向进行单方向的直线移动。用指推称指推法，用鱼际推称鱼际推法，用掌推称掌椎法，用肘推称肘推法。

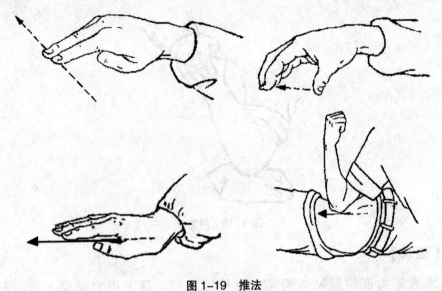

图 1-19　推法

另有分推法（图 1-20），即用两手拇指桡侧或指面，或示、中两指指面自穴位向两旁分向推动。如从穴位两端向中间推动，称合推法。

【要求】

操作时指、鱼际、掌或肘要紧贴体表，用力要稳而均匀，以局部产生温热感为度。根据体质、性别、病情的不同而用力。

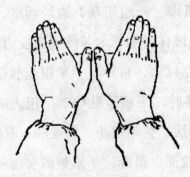

图 1-20　分推法

【应用】

本法可在人体各部位使用，能提高肌肉的兴奋性，促进血液循环，并有舒筋活络、疏泄积滞、宣化壅塞的作用。指推法适用于各科疾病，掌推法适用于四肢、腰背运动障碍，肘推法适用于腰臀、股骨部。

10. 摩法　本法分掌摩和指摩两种。

【要领】

（1）掌摩法：是用掌附着于一定部位上，以腕关节为中心，连同前臂做节律性的环旋运动（图1-21）。

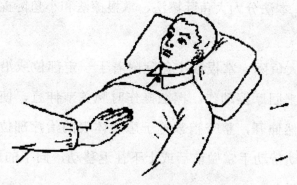

图 1-21　掌摩法

（2）指摩法：是用示、中、环指指面附着于一定的部位上，以腕关节为中心，连同掌、指做节律性的环旋运动（图1-22）。

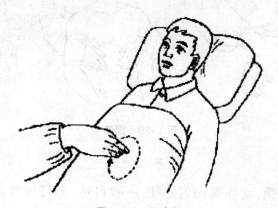

图 1-22　指摩法

【要求】

本法操作时肘关节自然微屈曲 120°～145°，腕部放松，指掌自然伸直，动作要缓和而协调。频率每分钟 120 次左右。

【应用】

摩法刺激轻柔缓和，是胸腹、胁肋、腰背的常用手法。掌摩适用于胸腹、胁肋、腰背部，指摩适用于头面、腹部。本法具有和中理气、消积导滞、活血祛瘀、调节肠胃蠕动等作用。常用于脘腹疼痛、食积胀满、气滞等病症的治疗。

11. 擦法　本法分为大鱼际擦法、掌根擦法和小鱼际擦法。

【要领】

用手掌的大鱼际、掌根或小鱼际附着于一定部位或沿经络的循行方向，进行直线来回摩擦动作。擦法操作时腕关节伸直，使前臂与手接近相平。手指自然伸开，整个指掌置于患者体表的治疗部位，以肩关节为支点，上臂主动带动手掌做前后或上下往返移动，向下的压力不宜太大，但推动的幅度要大。

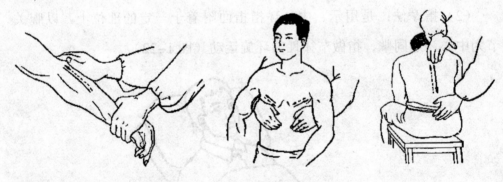

图 1-23　擦法

【要求】

擦法用力要稳，动作要均匀连续，呼吸自然，不可屏气。治疗部位暴露，压力轻，推动幅度大，禁止再使用其他手法，频率为每分钟 100 ~ 120 次，可稍快。

【应用】

本法是一种柔和温热的刺激，具有温经通络、行气活血、消肿止痛、健脾和胃等作用。常用于治疗内脏虚损及气血功能失常的病证。尤以活血祛瘀的作用为更强。掌擦法多用于胸胁及腹部；小鱼际擦法多用于肩背、腰臀及下肢部；大鱼际擦法在胸腹、腰背、四肢等部均可运用。

擦法使用时要注意：治疗部位要暴露，并涂适量的润滑油或配制药膏，既可防止擦破皮肤，又可通过药物的渗透以加强疗效。

12. 搓法

【要领】

用双手掌面夹住一定的部位，相对用力做快速搓揉，同时做上下往返移动（图 1-24）。

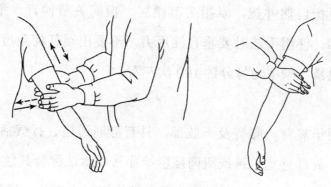

图 1-24　搓法

【要求】

操作时双手用力要对称，搓动要快，移动要慢。

【应用】

搓法适用于腰背、胁肋及四肢部，以上肢部最为常用，一般作为治疗的结束手法。本法具有调和气血、舒筋通络的作用。

13. 拍法　又称为拍打法。术者五指并拢，微屈，掌心呈空虚状，拍打体表一定部位，称为拍法（图 1-25）。

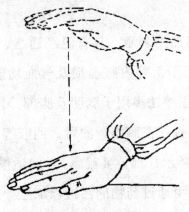

图1-25 拍法

【要领】

用虚掌拍打体表。

【要求】

操作时手指自然并拢，掌指关节微屈，指间关节伸直，平稳而有节奏地拍打患部。使用手法时要垂直性用力，不要出现任何角度，要平稳、柔和，切忌粗暴。频率为每分钟100次左右。

【应用】

拍法适用于肩背、腰臀及下肢部，具有舒筋通络、行气活血的作用。对风湿酸痛、局部感觉迟钝或肌肉痉挛等症常用本法配合其他手法治疗。

14. 擦法　以手背面小指侧部分着力于体表一定部位，通过腕关节的主动屈伸外转，使手掌连续来回擦动称为擦法。本法一般分为标准擦法、小鱼际擦法、直擦法3类。

【要领】

擦法由腕关节的伸屈运动和前臂的旋转运动复合而成。伸屈腕关节是以第二到第四掌指关节背侧为轴来完成；前臂的旋转运动是以手背的尺侧为轴来完成。因此，擦法的吸定点是上述两轴的交点，即小指掌指关节背侧，这点附着在一定部位，以肘部为支点，前臂做主动摆动，带动腕部做屈伸和前臂旋转的复合运动，见图1-26。

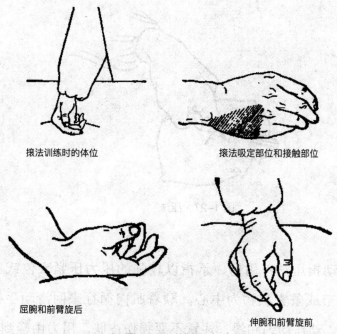

屈腕和前臂旋后　　　　　　　　　　伸腕和前臂旋前

图1-26　擦法

标准擦法、小鱼际擦法、直擦法三者的区别在于着力部位不同，分别是以手背尺侧一半、小鱼际、第 2～5 指第 1 指骨的背侧为其着力部位。

【要求】

操作时要注意肩、臂、腕尽可能放松，肘关节微屈（约120°），着力的部位要紧贴体表，不能拖动、碾动或跳动。压力、频率、摆动幅度要均匀，动作要协调而有节律。

【应用】

擦法压力大，接触面也较大。虚弱者用尺侧小鱼际擦法，强壮者用直擦法，适用于肩背、腰臀及四肢等肌肉较丰厚的部位。本法具有舒筋活血、疏松脉络、滑利关节、缓解肌肉韧带痉挛、增强肌肉韧带活动能力、促进血液循环及消除肌肉疲劳等作用，适用于风湿病、麻木不仁、肢体瘫痪、运动功能障碍等疾患的治疗。

15. 压法（图 1-27）

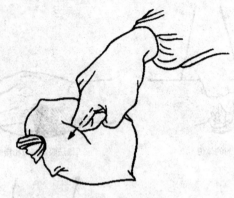

图 1-27　压法

【要领】

（1）滑动指压法：用拇、示指以较强的压力压紧穴位或压痛点，以穴位处的结节或条索状物为中心，顺着肌肉循行来回滑动手指。手指紧贴人体体表，动作均匀和缓，注意不要损伤皮肤。用力由轻到重。

（2）持续指压法：用拇、示指以中等强度的压力持续按压穴位，手指不要滑动。

【要求】

参考点法、按法。

【应用】

参考点法、按法。

16. 拿法　捏而提起谓之拿。

【要领】

用拇指和示、中两指，或用大拇指和其余四指做相对用力，在一定的部位和穴位上进行节律性地提捏（图 1-28）。

【要求】

操作时，用劲要由轻而重，不可突然用力，动作要缓和而有连贯性。

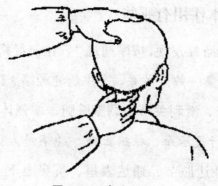

图 1-28　拿法

【应用】

临床上常配合其他手法用于颈项、肩部和四肢等部位。本法具有祛风散寒、开窍止痛、舒筋通络等作用。适用于关节酸痛、颈项部疼痛。

17. 抹法（图 1-29）

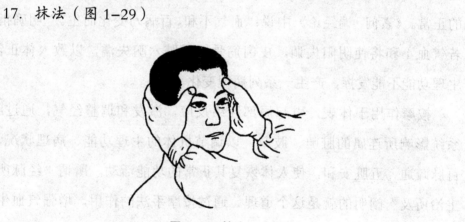

图 1-29　抹法

【要领】

用单手或双手拇指螺纹面紧贴皮肤，做上下交替或左右往返移动。

【要求】

操作时用力要轻而不浮，重而不滞。

【应用】

本法常用于头面及颈项部。抹法有开窍镇静、醒脑明目等作用。对头晕、头痛及颈项强痛等症常用本法做配合治疗。

三、按摩的基本作用有哪些

临床实践和基础研究发现，按摩通过"穴位—经络—脏腑"或"筋经—关节"途径，运用"量—效"关系，产生疏通经络、行气活血、祛瘀镇痛、理筋散结、整骨错缝、滑利关节、调整脏腑、增强体质等作用。

1. 疏通经络、行气活血、祛瘀止痛　经络是人体内经脉和络脉的总称，它内属脏腑、外达肢节、通达表里、贯穿上下，像网络一样将人体各部分联系成一个有机的整体。经络具有运行气血而营阴阳、濡筋骨、利关节之功能，当其正常的生理功能发生障碍时，外使皮、肉、筋、脉、骨失养不用，内则五脏不荣、六腑不运，气、血是构成人体的基本物质，是正常生命活动的基础，经络、脏腑、肢节的功能发挥依赖于气血运行的正常。《素问·调经论》中说："血气不和，百病乃变化而生。"明确指出，若气血不和将使阴阳失调，皮肉筋骨、五脏六腑失濡，以致人体正常的生理功能不能发挥，产生一系列病理变化。

按摩作用于体表，引起局部经络反应，激发和调整经气，通过经络系统影响所连属的脏腑、肢节，以调节机体的生理功能、病理状况，则百脉疏通、五脏安和，使人体恢复其正常的功能活动，所谓"经脉所至，主治所及"阐明的就是这个道理。通过按摩手法的作用，增强气血生化，推动气血运行，祛瘀消滞止痛。《素问·举痛论》中说"寒气客于背俞之脉则脉泣，脉泣则血虚，血虚则痛，其俞注于心，故相引而痛。按之则热气至，热气至则痛止矣。"此文更形象地说明了按摩对经络气血功能作用的基本原理。所以，按摩的作用是以"通"为用。

2. 理筋散结、整复错缝、滑利关节　患者筋骨、关节的活动可以出现直接或间接的损伤，或长期劳损等诸多内外因素而产生一系列的病理变化，包括局部扭挫伤、纤维破裂、肌腱撕脱、关节脱位等病症。按摩可促进局部气血运行，消肿散结，改善新陈代谢。《灵枢·本藏》说："是故血和则经脉流利，营复阴阳。筋骨劲强，关节滑利也。"运用适当的被动运动有助于松解粘连，滑利关节，纠正筋结出槽、关节错缝，恢复人体正常的生理功能。这些作用在《医宗金鉴》中有描述："或因跌仆闪失，以致骨缝开错。气血淤滞，为肿为痛，宜用按摩法。按其经络，以通郁闭之气，摩其壅聚，以散瘀结之肿，其患可愈。"

3. 调整脏腑功能，增强防病抗病能力　脏腑是化生气血、通调经络、主持人体生命活动的主要器官。中医的脏腑包括五脏、六腑和奇恒之腑。按摩作用于人体体表，通过经络传导，对脏腑功能有双向调节作用。中医理论认为，疾病的发生、发展及其转归的全过程，就是正气与邪气相关斗争盛衰消长的结果。"正气存内，邪不可干"，描述了机体如有充分的防病抗病的能力，致病因素就不起作用。"邪之所凑，其气必虚"，疾病之所以发生和发展，就是因为机体的防病抗病能力处于相对劣势，邪气乘虚而入，而按摩可以通过各种途径，使机体处于最佳的身心状态，有利于增加防病抗病能力。有报道，对体弱和过敏患者进行按摩的手法治疗，可预防或减少感冒的发生；一些心血管疾病患者经常按摩治疗或自我推拿，可预防心、脑血管意外事件的发生；另外有大量资料显示，按摩对老年病的防治作用正日益受到重视，特别在老年人的退行性病变、功能性疾病、疾病康复，以及养生抗老方面，按摩有着不可替代的作用。

总之，通过按摩疏通经络、行气活血、散瘀止痛、理筋散结、整骨错缝、滑利关节、调整脏腑、增加防病抗病能力的这些作用，可使人体最终达到阴阳调和。

四、按摩对手法有哪些要求

按摩手法虽流派众多、风格迥异，但对按摩手法的基本要求是一致的，必须具备持久、有力、均匀、柔和及达到深透的目的。按摩手法必须根据要求去练习,才能事半功倍。这是前辈们经过长期临床实践的经验概括。我们应加倍努力使之发扬光大,达到手到病除。

1. 持久:持久是指按摩手法在操作过程中,能够严格地按照规定的技术要求和操作规范持续地运用,在足够的时间内,保持动作和力量的连贯性、间断,以保证按摩手法对人体的刺激积累到临界点,以起到调整内脏功能、改变病理状态的作用。

2. 有力:有力是指按摩手法在操作过程中必须具备一定的力度和功力,使按摩手法具有一定的刺激量。因此,有力是指按摩手法直接作用于体表的力和维持按摩手法所需要之力。按摩手法要有力是操作者必须具备的条件之一,有力并不是单纯指力气大,而是一种技巧力。要根据治疗对象、施术部位、手法性质和病症虚实,以及患者的体质而变化应用,并借以调整力的大小,施加恰当的手法力。因此,用力的基本原则是既保持治疗效果,又避免产生不良反应。一般来说,在肌肉丰厚的部位(如腰臀部)操作时,力可稍重些,而肌肉薄弱的部位(如胸腹部、头面部)力量可稍轻些;青壮年患者,操作时力度可稍重些,而年幼患者力度应稍轻些;此外,季节与气候,如秋冬季节,肌肤腠理致密,治疗时力度应稍重些,相反,春夏季节,肌肤腠理较疏松,力度应稍轻些。总之,手法力度的不及或过之都会影响治疗效果,根据临床具体情况而施加恰当的手法力,须经过长期的实践才能掌握。

3. 柔和:柔和是指按摩手法在操作时,动作稳柔灵活,按摩手法变换时,自然、协调。使按摩手法轻而不浮,重而不滞。所以柔和并不是软弱无力,而是用力要缓和,按摩手法不可生硬粗暴。《医宗金鉴》中指出:"法之所施,使患者不知其苦,方称为手法也。"又云:"法也不可乱施,若元气素弱,一旦被伤,势已难支,设手法再误,则万难挽回矣,此所以尤当审慎者也。"

4. 均匀:均匀是指按摩手法在操作时,其动作的幅度、速度的快慢、手法压力的轻重，都必须保持相对一致，幅度不可时大时小，速度不可忽快忽慢，用力不可时轻时重，应使按摩手法操作既平稳而又有节奏性。

5. 深透：深透是指患者对按摩手法刺激的感应和按摩手法对疾病的治疗效应。深透是要求按摩手法的刺激，不仅作用于体表，而且能够克服各种阻力，使按摩手法的效应能转之于内，达到深处的筋脉骨肉，甚至脏腑。如《小儿推拿广意》所说的"外呼内应"，以能"操造化，夺天工"从而达到防治疾病的目的。

以上几个方面，密切相关，相辅相成，互相渗透。持续运用的按摩手法可以逐渐降低患者肌肉的张力和组织的黏滞度，使按摩手法功力能够逐渐渗透到组织深部。均匀协调的动作，能使按摩手法更趋柔和。而力度与技巧相结合，则是按摩手法既有力，又柔和，达到"刚柔相济"的境界。在临床运用时，力度是基础，按摩手法技巧是关键，两者必须兼而有之，缺一不可。体力充沛，能使按摩手法技术得到充分发挥，运用起来得心应手；反之，如果体力不足，即使按摩手法的技术高超，但运用时，有力不从心之苦。滴水穿石，非一日之功，要使按摩手法持久、有力、均匀、柔和，达到刚中有柔、柔中有刚、刚柔相济的境界，就必须勤学苦练，才能由生而熟，熟而生巧，乃至得心应手，运用自如。

五、按摩对体位有哪些要求

在按摩临床治疗过程中，无论医师还是患者，都应选择一个最佳的体位，以利于按摩手法的操作，防止异常情况的发生。在选择体位时，应考虑以下两个方面，既有利于患者充分放松，并保持较长时间接受治疗的舒适、安全体位，又有利于医师按摩手法能得到充分发挥，运用自如。

1. 医者体位　一般在头面部和胸腹部的按摩多采用坐位，有时肩部按摩也采用坐位；其他如颈项部、腰背部以及下肢大的按摩多采用站立位。

医者在按摩过程中，要全神贯注，思想集中，不要左右观顾，心不在焉；要含胸拔背，收腹吸臀，做到意到手到，气到力到。医者身体根据按摩手法需要，随时相应变换，转侧灵活，保持施术过程中全身各部位的动作协调一致，这也是按摩医师的一项基本功。俗话说"行家一出手，便知有没有"，所以在平时训练时，特别是在人体按摩手法操作训练中，要注意这方面的基本功锻炼。

2．患者体位　对患者来说，所采取的体位一般为卧位与坐位，立位则较少采用。

（1）仰卧位：患者仰面朝天而卧，两下肢伸直，上肢自然置于身体两侧，或根据治疗需要，一侧、双侧上肢或下肢外展、内收、上举、屈曲位等。在颜面部、胸腹部及四肢前侧方等部位施以按摩手法时，常采取此体位。

（2）俯卧位：患者背面朝天而卧，头转向一侧或向下，两下肢伸直，上肢自然置于身体两旁或屈肘向上置于头部两侧，肌肉放松，呼吸自然，或者根据治疗需要，上肢或下肢置于上举、外展或屈曲等位。在肩背、腰臀及上、下肢后外侧施术时，常采用此体位。

（3）侧卧位：患者面朝左或右，侧向而卧。两下肢均屈曲位或一侧下肢屈曲，另一侧下肢伸直；在上的一侧上肢自然伸直，置于身上，靠床的上肢前屈，置于床面或枕于头下。在肩部及上肢外侧或臀部及下肢外侧按摩时，常采用此体位；在做腰部斜扳法时亦采用此体位。

（4）端坐位：患者端正而坐，肌肉放松，呼吸自然，两上肢自然下垂，或根据治疗需要一侧上肢或下肢呈外展、前屈等位。在做肩部、膝部及拿肩井、肩关节摇法、腰部摇法、直腰旋转扳法时，常采用此体位。

（5）俯坐位：患者端坐后，上身前倾，略低头，两肘屈曲置于膝上或两臂置于桌上及椅背上，肩背部肌肉放松，呼吸自然。在颈项部及腰背部按摩手法操作或肘压法、湿热敷时，常采用此体位。

六、按摩递质如何选用

所谓按摩递质，就是按摩时，在医者手上蘸些油、水等液体或粉末，涂在体表的治疗部位，以减轻对皮肤的摩擦，或借助某些药物的辅助作用，增强手法的疗效，这种液体或粉末统称为按摩递质。按摩递质的运用可以加强手法的作用，提高治疗效果，以及起到润滑和保护皮肤的作用。

（1）滑石粉：滑石粉有润滑作用，一般在夏季应用，适用于各种病症，是临床上最常用的一种介质，尤以在小儿按摩中运用最广。

（2）葱姜汁：用葱白和生姜捣碎取汁使用，亦可将葱白和生姜切片倒入75％乙醇浸泡使用，能加强温热散寒作用，常用于小儿冬春季虚寒证（在夏季用清水）。

（3）白酒：适用于成年人按摩时使用，有活血散风、祛寒除湿、通经活络的作用，对发热的患者，尚有降温作用，一般用于急性扭挫伤。

（4）麻油：运用擦法时涂上少许麻油，可加强手法的透热效果，提高疗效。另外，多用于民间的刮痧疗法中。

（5）冬青膏：由冬青油、薄荷脑、凡士林和少许麝香配制而成，该剂具有温经散寒和润滑作用，常用于治疗小儿虚寒性腹泻及软组织损伤，用擦法、按揉法可加强透热效果。

（6）薄荷水：取5％薄荷脑5克加至100毫升75％的乙醇内配制而成。主要用于夏季风热外感、小儿夏季热，具有辛凉解表、清暑退热的作用。

（7）红花油：红花油由冬青油、红花、薄荷脑配制而成，有消肿、止痛等作用。

（8）传导油：由玉树油、甘油、松节油、乙醇、蒸馏水等配制而成。用时摇匀，有消肿止痛、祛风散寒的作用，适用于一切慢性劳损和风寒湿痹证。

（9）外用药酒：把各种草药浸泡于上等的白酒中，2 周后使用。常选用有行气活血、化瘀通络之功效的中药，适用于各种急慢性损伤、骨和软骨的病证治疗。常用的配方如下：

当归尾 30 克，乳香、没药各 20 克，血竭 10 克，马钱子 20 克，广木香 10 克，生地黄 10 克，桂枝 30 克，川乌、草乌各 20g 克，冰片 1 克。用上等白酒 1500 毫升（1.5 千克），浸泡 2 周。

按摩递质在临床使用中，以摩擦类手法使用比较多，其中以摩、擦、推等手法使用尤为突出。递质可根据具体的病情和季节选用，在应用时亦要干湿得宜、多少恰当。

七、按摩点穴的注意事项有哪些

（1）手法：按摩要求手法熟练，掌握常用手法的基本要领，动作准确，用力均匀，手法柔和，避免缓急不匀、轻重不均现象。初次使用按摩手法时，应尽量采用轻手法，以后根据患者适应情况逐渐加大手法力度。个别患者按摩后第二天有皮肤不适，说明手法过重，可改用轻手法。

小贴士

点穴力度是取得疗效的重要一环。力度适宜，效果就好。一般而言，力度强一点，效果就好一些。特别是骨骼、关节、肌肉、韧带等部位的病变，必须用较大的力度点按，才能取得较满意的效果，但也不宜用力过重，以免损伤骨膜。对年老体弱者、肌肤娇嫩的患儿，不宜用力过重。少数患者对痛感特别敏感，耐受能力较差，若点穴过程中发现患者脸色苍白时，应立即减轻力度或暂停点穴，待患者休息片刻，恢复正常后，继续操作。点穴时，用力要先轻后重，逐渐增加力度，一直增加到患者能接受的最大限度为止。同时医者点穴时，身体要放松，要善施巧劲，并不时变换手法和力度，以免引起自身疲劳。自我点穴时，若能持之以恒，长期下去，自然受益无穷，但应循序渐进，切不可操之过急。

（2）体位：按摩操作时应摆好患者体位，以患者舒适、不易疲劳、操作方便为宜，冬季注意保暖，避免受凉。

（3）点穴的方向：点穴方向应以顺逆经络气血运行的方向为依据。一般按顺经脉方向为补，逆经脉方向为泻，补虚泻实，以平为期。按以上方法定方向，也不是一成不变的，必要时还要根据病情灵活掌握运用。

（4）点穴的顺序：一般而言，点穴时先左侧后右侧。同时，应根据病情，先点主要穴位和部位，再点配穴及次要穴位和部位。必要时，还可根据具体情况灵活变通。

（5）点穴的速度：点穴的速度应均匀和缓，切忌迅速。点按每一个穴位时，用力都要由轻到重，逐渐加大至治疗强度为宜。

（6）点穴的时间与疗程：一般每个穴位以 1～5 分钟为宜；局部治疗为 10～15 分钟；大部位或多个部位的治疗，则需 20～30 分钟；有的疑难病症，则需要稍长的时间，约为 50 分钟。实际需要的时间，要根据具体情况而定，不宜划一。一般每日 1～2 次，或隔日 1 次。疗程视病种和病情来定，轻症 1～3 次为 1 个疗程，重症 5～15 次为 1 个疗程，有的慢性疑难病症，如半身不遂等，则以月或数个月为 1 个疗程。1 个疗程未愈，可隔日再行第 2 个疗程，直至疾病痊愈为止。

总之，慢性病、顽固性疾病，治疗时间宜长些；急性病、病因明确单纯，治疗时间可短些。同时，待疾病基本痊愈后，应坚持再治疗适当的时间，以巩固疗效。

第二章 经络理论与常用点穴穴位

一、经络与经络系统的组成

经络是什么？千百年来不少人曾提出过这样的问题。中医认为，经络是人体气血运行的通路，内属于脏腑，外布于全身，将各部组织、器官联结成为一个有机的整体。经，指经脉，犹如直通的径路，是经络系统中的主干；络，指络脉，犹如网络，是经脉的细小分支。经络理论是古人在长期临床实践的基础上总结出来的。一般认为，其形成与疾病的症候、针感的传导、按摩和导引的应用以及古代解剖知识的结合等有关。这一理论与脏腑、气血等基础理论一起，对中医各科特别是对穴位指压的临床辨证和治疗，有着极为重要的指导意义。经络系统密切联系周身的组织和脏器，在生理、病理和防治疾病方面都起着重要的作用。《黄帝内经》说："经脉者，所以决死生，处百病，调虚实，不可不通。"这里概括说明了经络系统的重要性，可理解为经络系统有三方面的功能：在生理方面，有运行气血、协调阴阳的功能；在病理方面，有抗御病邪、反映证候的功能；在防治疾病方面，有传导感应、调整虚实的功能。

经络系统由十二经脉、奇经八脉和十二经筋、十二经别、十二皮部，以及十五络脉和浮络、孙络等组成，见图2-1。

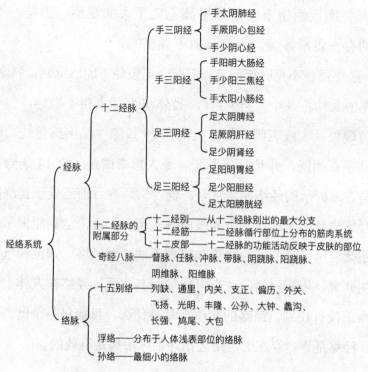

图 2-1　经络系统组成

小贴士

　　十二经脉加上任、督二脉合称"十四经"，是经络系统中的主干，另外还有许许多多的络脉，有大有小。如果把经络系统比喻成一棵枝繁叶茂的大树的话，十四经是树干，络脉就是树干上的枝枝杈杈，遍布于全身的每一个角落，加强了十四经的联系，并将十四经的气血运行到身体的每一个角落。

二、经络真的存在吗

　　令人惊诧的是，用以创建西医学的解剖方法，似乎对认识经络根本无能为力。不仅手术刀不能帮助人观察到经络及运行于其中的"气"，而且无论哪一种现代的精密仪器似乎都无助于人的观察。于是，不少人对经络与气的存在表示怀疑。经络真的不存在吗？

其实，经络虽看不见、摸不着，但在一定条件下能感觉到。科学家发现，对经络敏感的人约占（全人类）1％，另外99％的人虽不敏感，但有所谓隐性经络感传现象。实践表明，每个人均有14条隐性经络感传线，而且每个人的位置几乎都相同，并且常年不变。令人惊奇的是，这14条隐性经络感传线几乎与古人标示的经络完全重合。但经络研究目前还处于初级阶段，远未达到将经络清楚地呈现在每个人眼前的水平，即远未达到能揭示经络谜底的水平。还须应用多种学科的知识和研究手法，对经络、穴位和气的物理特性做深入的研究、积累材料，才有可能揭示其实质。经络在人体上具体的解剖结构迄今还没有找到。经络的实质究竟是什么，目前仍是个谜。但有一点是肯定的，经络是肯定存在的，用之指导临床治病是有效的。

三、穴位是气血输注于体表的部位

穴位，学名称作腧穴。腧穴是人体脏腑经络气血输注于体表的部位。腧与"输"通，有传输的含义；"穴"即孔隙的意思。腧穴在《黄帝内经》中有"节""会""气穴""气""骨空""溪"等名称；《甲乙经》中称其为"孔穴"，《圣惠方》中称其为"穴位"。

其实，早在两千多年以前，我们祖先就已经知道人体皮肤上有着许多特殊的感觉点，把它叫穴位。最早的《黄帝内经》指出，"气穴所发，各有处名"，并记载了160个穴位名称。晋代皇甫谧编纂了我国现存穴位指压专著《点穴甲乙经》，对人体340个穴位的名称、别名、位置和主治一一论述。迨至宋代，王惟一重新厘定穴位，订正讹谬，撰著《铜人穴位指压图位》，并且首创研铸专供穴位指压教学与考试用的两座穴位指压铜人，其造型之逼真，端刻之精确，令人叹服。

按照中医基础理论，人体穴位主要有三大作用：它既是经络之气输注于体表的部位，又是疾病反映于体表的部位，还是穴位指压、按摩等疗法的施术部位。穴位具有"按之快然""驱病迅速"的神奇功效。

> **小贴士**
>
> 穴位的实质究竟是什么呢？它真是人体的特殊结构吗？长期以来，人们对此推测纷纷，莫衷一是。有人从穴位的电学特性去探索它的本质，发现皮肤上存在某些导电量特别高的"良导点"，它们的位置与穴位位置吻合。有人应用测定皮肤电阻的方法证实穴位的存在，并确定穴位电阻只有它周围皮肤电阻的一半。有人从事穴位电生理的研究，也基本肯定了穴位具有低电阻、高电位的特性。然而，据推测，全身穴位的总面积仅占体表面积的万分之四，而全身体表电阻的部位却很多，远远不仅限于穴位的地方。况且，如进食、睡眠、运动等生理活动，时序、季节、气温等外界环境改变及精神心理状态等诸多因素，都会影响皮肤电阻值，因此，皮肤电阻测定法测定人体所有的经穴颇有困难。也有人将古老的穴位理论与现代医学理论比拟分析，力图用新理论、新概念阐释它们，但最后由于难度太大皆没有收获。经过了这么多年的研究，截至目前，关于穴位的具体结构或它的实质到底是什么？科学家们仍是各持己见，众说纷纭，未见有一个明确答案。但有一点是肯定的，刺激人体的穴位能治病防病。

四、穴位的分类（经穴、奇穴与阿是穴）

1. 十四经穴 十四经穴为位于十二经脉和任、督二脉的穴位，简称"经穴"。经穴因其分布在十四经脉的循行线上，所以与经脉关系密切，它不仅可以反映本经经脉及其所属脏腑的病证，也可以反映本经脉所联系的其他经脉、脏腑之病证，同时又是点穴施治的部位。因此，穴位不仅有治疗本经脏腑病证的作用，也可治疗与本经相关经络脏腑之病证。

2. 奇穴　奇穴是指未能归属于十四经脉的穴位，它既有确定的穴名，又有明确的位置，称"经外奇穴"，这些穴位对某些病证具有特殊的治疗作用。奇穴因其所居人体部位的不同，其分布也不尽相同。有些位于经脉线外，如中泉、中魁；有些在经脉线内，如印堂、肘尖；有些是穴位组合之奇穴，如四神聪、四缝、四花等穴。

3. 阿是穴　阿是穴又称压痛点、天应穴、不定穴等。这一类穴位既无具体名称，又无固定位置，而是以压痛点或其他反应点作为穴位治疗的部位。阿是穴多位于病变的附近，也可在与其距离较远的部位。

小贴士

　　阿是穴是唐代医学家孙思邈在临床中首先发现的。民间传说有一患严重腿痛的患者，吃了几天孙思邈开的汤药并未见效，孙思邈又加上点穴，针刺几天后还是不见好转，腿仍疼痛难受。孙思邈面对患者，在想这些药和针刺所取的穴位在典籍上都是有记载的，依此治病为何不见疗效？是否还有没被发现的治疗腿痛的新穴位？孙思邈一边思考一边在患者腿上轻轻地掐，掐一处就问一问："是不是这儿疼？"掐着掐着患者突然高声地喊起来："啊唷"，孙思邈加重力度掐，又急忙问："是不是这儿？"患者说："啊——是这儿！"孙思邈就在该处扎了一针，患者的腿居然不痛了。

　　扎这一针的穴位，任何书上都没有记载，要记下这穴位就得先给它起个名字。孙思邈想着刚才的情景，患者"啊——是"地说是这儿，就把这个穴位叫"阿是"穴。阿是穴及其在穴位上针刺医

疗,已被千余年来无数用点穴治病的医师所肯定。孙思邈发明了"以痛取穴"、针刺治病的方法,此后阿是穴的叫法便流传下来。从此,人们身上又多了一个痛点穴位——阿是穴。孙思邈博学多才,在临床中首创阿是穴,对点穴学的发展作出了杰出贡献。孙思邈在《千金要方》中指出:阿是穴又称天应穴、不定穴、扪当穴。凡是不定名穴位,无一定主治功用,无一定数目,以痛为腧,为阿是穴。阿是穴在临床上应用较广,可补经穴主治之不足。为此千百年来,经穴、奇穴、阿是穴等,组成腧穴的完整体系,促进了点穴学的发展。

五、穴位的治疗作用

腧穴不仅是气血输注的部位,也是邪气所犯的处所,又是点穴治疗疾病的刺激点。腧穴治疗疾病的关键就是接受适当的刺激以通其经脉,调其气血,使阴阳归于平衡、脏腑趋于和调,从而达到祛除病邪的目的。点穴治疗的原理,就是通过刺激局部的腧穴,发挥经络的调整和传导作用,给脏腑甚至于机体以整体影响,腧穴的治疗作用可以从以下3个方面加以论述。

1. 近治作用 这是所有腧穴所具有的共同作用,凡是腧穴均能治疗该穴所在部位及邻近组织器官的病,如悬颅、颔厌治疗偏头痛;面目水肿,取水沟、前顶;耳聋气闭,取听会、翳风;如上肢病证可取肩髃、曲池、合谷;下肢病证可取环跳、委中等;取肺俞、风门、天突等穴治疗肺部疾患;取心俞、巨阙、章门等治疗心脾胸胁疾患;取中脘、天枢、大肠俞等穴治疗胃肠疾患;取肾俞、关元、中极、维道等穴治疗泌尿、生殖系统疾患等,都是腧穴治疗局部体表或邻近内脏疾患的例子。如果是以少阴肾经腧穴为例:足底的涌泉可治疗足心热;足跟的大钟可治疗足跟痛;腓肠肌下端的筑宾可治疗小腿内侧痛;少腹部的横骨、大赫可治疗生殖、泌尿系统病证，上腹部的幽门、通谷可治疗胃肠病证；胸肠部的俞府、神藏可治疗肺病。余脉皆如此。也就是说，每个经穴随着经脉循行部位的不同，其主治重点也随之转移，由于每条经脉的经穴都存在这个共性，因此，应用经穴治疗局部体表或邻近内脏疾患，往往可不受经脉所循线路的制约，而体现出横向的、阶段性的分部主治规律。

2. 远治作用　这是十四经腧穴主治作用的基本规律。在十四经腧穴中，尤其是十二经在四肢肘、膝以下的腧穴，不仅能治局部病证，而且能治本经循行所涉及的远隔部位的组织、器官、脏腑的病症，甚至具有治疗全身病患的作用。如《针灸大全》记载："三里内庭穴，肚腹妙中诀；曲池与合谷，头面痛可撤；腰背痛相连，委中昆仑穴。"《针灸聚英》也有类似记载："肚腹三里留，腰背委中求，头项寻列缺，面口合谷收。又头面之疾寻至阴，腿脚有疾风府寻，心胸有病少府泻，脐腹有病曲泉针。"可见经穴的远治作用与经络的循行分布是紧密相连的。

从字义上看，经穴，顾名思义就是经络之穴，这也指明了经穴主治与经络之间的关系。如手太阴肺经肘以下的穴位，一般都能主治肺、气管、咽喉及相应体表部位的疾病，而手太阴肺经所出现的证候，又同该条经脉的穴位主治基本一致。又如临床上常取合谷治疗牙痛，内关治疗胃痛，后溪、中渚治疗颈项扭伤，足三里、上巨虚治疗胃肠疾患等，都是根据经络循行进取远道穴位。其他如上病下取、下病正取、中病旁取、左右交叉及前后对刺等，同样是基于经络学说的原理。经络的循环有表里相合、交区交会、根结、标本、气街等多种联系的特性，这种特性也反映在腧穴的远治作用上，如退热取大椎穴、遗尿可以取三阴交。

根据经络学说的叙述，每条经脉上所分布的穴位是这条经脉脉气所发的部位。如果这条经脉发生了异常变化，即出现各种证候，就可以通过刺激这条经脉的穴位，调整经脉、脏腑的气血而把疾病治愈。在经络学说中常有"经脉所过，主治所及"的论述，即指出经脉证候与穴位治疗作用的密切关系。根据《黄帝内经》记载，经脉病候的内容可以分为外经证候和脏腑证候两个方面：外经证候是指邪气侵袭体表循行部位，导致经脉发生病变而反映出来的各种症状和体征，故又称本经体表证候；脏腑证候则为邪气沿经脉体内循行所侵犯至所属经络及相关联的脏腑所表现的症状和体征。因此，每个经穴的治疗作用都可以体现在本经的外经证候和脏腑证候两个方面。如手太阴肺经的尺泽、孔最、列缺、鱼际等，均可以治疗咳喘、气逆等肺部证候，同时又能主治肘臂肿痛、胸痛等外经证候。其他各条经脉的经穴也都有类似的情况。

小贴士

　　经穴的远治作用，尤以四肢肘、膝关节以下的穴位最为明显。在《内经》以四肢为根、为本，头身为结、为标，十二经脉的"本"都在四肢下端部位，"根"即四肢末端的井穴。扼要地说明了肘、膝以下经穴对治疗其远隔部位疾患的重要作用，这些穴位对治疗内脏以及全身疾病都具有重要意义。

---

　　3. 特殊作用　腧穴的特殊治疗作用主要指腧穴的相对特异性和双重良性调整作用两个方面。

　　（1）腧穴的特异性：是指穴位与非穴位或这一腧穴与另一腧穴在治疗上所具有的不同特点，也就是每一个腧穴对不同脏器与部位所发生的各种病变具有特殊作用。腧穴的特殊治疗作用，首先表现在穴位与非穴位的明显差别。大多数的研究资料证明，穴位的作用明显，非穴位大多无作用或作用较差。这样，取穴的准确与否就直接关系到疗效的好坏，是十分重要的。其次是不同腧穴之间的治疗作用差异显著，如针刺合谷、颊车、地仓可以治疗口眼㖞斜；刺环跳、风市、委中、阳陵泉可以治疗下肢痹痛，但将两种反过来用穴则基本无效。这说明腧穴主治的确有其特异性，经临床实践验证疗效是可靠的。

（2）双重良性调整作用：所谓腧穴的双重良性调整作用，即在机体不同状态下，同一腧穴体现出两种相反的治疗作用，称为"双关性""双相性"等。如百会穴，在清气下陷时可以升提清气，在肝阳上亢时可以平肝潜阳；内关穴可使心动过缓者加快心跳，使心动过速者减缓心率；合谷穴在解表时可以发汗，在固表之时又能止汗等。腧穴的这一治疗特性，使点穴治疗具有广泛的适应性和一定的安全性。所以只要掌握点穴的基本原则，即使对无病的人，或配穴欠妥，也不会发生不良反应。因为点穴是调整机体的异常现象，偶尔治之，对正常的生理功能影响不大，或者是短暂的改变，不久就恢复原来的状态。因而认为，有关穴位对机体正常功能状态下的脏器亦可不起明显作用。

小贴士

在讨论腧穴的双重治疗作用之时，有两点是需要反复加以注意的。其一，补与泻是点穴施术的基本法则，其方法、作用完全彼此相反。在治疗时，腧穴处方既成，应结合病情适当运用不同的补泻手法，才能提高治疗效果。其二，腧穴间的相互配伍加减可明显改变处方的治疗效应。而"病有增减，穴有抽添，方随症移，效从穴转"讲的就是这个道理。

六、点穴如何找穴位（四种穴位定位法）

取穴是否准确，直接影响点穴的疗效。因此，点穴治疗强调准确取穴。为了准确取穴，必须掌握好腧穴的定位方法，常用的腧穴定位方法有以下几种。

1. "骨度"定位法 是以自身体表骨节为主要标志来定全身各个部位的长度和宽度,定出分寸后再用穴位定位的方法(图2-2,表2-1),又称"骨度分寸定位法"。常用的骨度分寸定位法又有哪些呢?下面就按照头面部、胸腹胁部、背腰部、上肢部、下肢部的顺序逐一列举如下。

(1)头面部:前发际正中至后发际正中12寸,用于确定头部经穴的纵向距离;眉间(印堂)至前发际正中3寸;第7颈椎棘突下(大椎)至后发际正中3寸,用于确定前或后发际及其头部经穴的纵向距离;眉间(印堂)至后发际正中第7颈椎棘突下18寸;前两额发角(头维)之间9寸,用于确定头前部经穴的横向距离;耳后两乳突(完骨)之间9寸,用于确定头后部经穴的横向距离。

(2)胸腹胁部:胸骨上窝(天突)至胸剑结合中点(歧骨)9寸,用于确定胸部任脉经穴的纵向距离;胸剑结合中点(歧骨)至脐中8寸,用于确定上腹部经穴的纵向距离;脐中至耻骨联合上缘(曲骨)5寸,用于确定下腹部经穴的纵向距离;两乳头之间8寸,用于确定胸腹部经穴的横向距离;腋窝顶点至第十一肋游离端(章门)12寸,用于确定胁肋部经穴的纵向距离。

(3)背腰部:肩胛骨内缘(近脊柱侧点)至后正中线8寸,用于确定背腰部经穴的横向距离;肩峰缘至后正中线8寸,用于确定肩背部经穴的横向距离。

(4)上肢部:腋前、后纹头至肘横纹(平肘尖)9寸,用于确定上臂部经穴的纵向距离;肘横纹(平肘尖)至腕掌背侧横纹12寸,用于确定前臂部经穴的纵向距离。

(5)下肢部:耻骨联合上缘至股骨内上髁上缘18寸,用于确定下肢内侧足三阴经穴的纵向距离;胫骨内侧髁下缘至内踝尖13寸,股骨大转子至腘横纹 19 寸，用于确定下肢外后侧足三阳经穴的纵向距离；腘横纹至外踝尖 16 寸，用于确定下肢外后侧足三阳经穴的纵向距离。

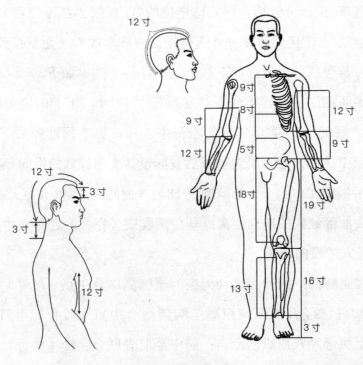

图 2-2　骨度分寸定位

表 2-1　常用骨度

部位	起止点	骨度分寸	度量法	说明
头部	前发际至后发际	12 寸	直	如前、后发际不明，从眉心至大椎穴作 18 寸，眉心至前发际 3 寸，大椎穴至后发际 3 寸用于量头部横寸
	前额两发角之间	9 寸	横	
	耳后两乳突之间	9 寸	横	
胸腹胁部	天突至胸剑结合	9 寸	直	胸部与胁肋部取穴直寸，一般根据肋骨计算，每一肋骨折作 1.6 寸（天突穴至璇玑穴可作 1 寸，璇玑穴至中庭穴各穴间可作 1.6 寸计算）。胸腹部取穴横寸，可根据两乳头间的距离折量，女性可用锁骨中线代替
	胸剑结合中点至脐中	8 寸	直	
	脐中至耻骨结合上缘	5 寸	直	
	两乳头之间	8 寸	横	

续表

部位	起止点	骨度分寸	度量法	说明
背腰部	大椎以下至尾骶	21 寸	直	背腰部腧穴以脊椎棘突作标志和定位的依据
	两肩胛骨内侧缘之间	6 寸	横	
身侧部	腋以下至第 11 肋端	12 寸	直	
	第 11 肋端以下至股骨大转子	9 寸	直	
上肢部	腋前纹头至肘横纹	9 寸	直	用于手三阴、手三阳经的骨度分寸
	肘横纹至腕横纹	12 寸	直	
下肢部	耻骨联合上缘至股骨内上髁上缘	18 寸	直	
	胫骨内侧髁下缘至内踝尖	13 寸	直	
	股骨大转子至腘横纹	19 寸	直	
	腘横纹至外踝尖	16 寸	直	用于足三阴经的骨度分寸。臀横纹至膝中，可作 14 寸折量
	外踝尖至足底	3 寸	直	

2. "指寸"定位法　依据患者本人手指所规定的分寸来量取穴位的定位方法，又称"手指同身寸取穴法"，常用的有以下 3 种。

（1）中指同身寸：以患者中指中节桡侧两端纹头（拇指、中指屈曲成环形）之间的距离作为 1 寸（图 2-3）。

（2）拇指同身寸：以患者拇指的指间关节的宽度作为 1 寸（图 2-4）。

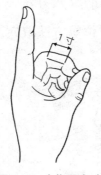
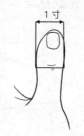

图 2-3　中指同身寸　　　　图 2-4　拇指同身寸

（3）横指同身寸：患者将示指、中指、环指和小指并拢，以中指中节横纹为标准，其四指的宽度作为 3 寸（图 2-5）。

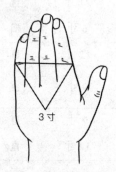

图 2-5　横指同身寸

3.　**体表解剖标志定位法**　即以人体解剖学的各种体表标志为依据来确定穴位位置，可分为固定标志和活动标志两种。固定标志是指由骨节和肌肉所形成的凸起、凹陷、五官轮廓、发际、指（趾）甲、乳头、肚脐等，如眉头为攒竹穴。活动标志是指关节、肌肉、肌腱、皮肤随活动而出现的空隙、凹陷、皱纹等。也就是说，活动标志需要采取相应的活动姿势才会出现，如耳屏与下颌关节之间微张口呈凹陷处为听宫穴；咀嚼时咬肌隆起，按之凹陷处为颊车穴等。

4.　**简便取穴法**　简便取穴法是临床中一种简便易行的方法，如立正姿势，垂手中指指端取风市穴；两手虎口自然平直交叉，在示指尽端到达处为列缺穴（图 2-6）。此法是一种辅助取穴方法，为了定位的准确，最好还是结合体表解剖标志或骨度折量定位等方法取穴。

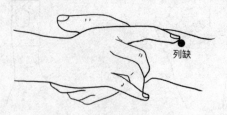

图 2-6　简便取穴法（列缺）

七、手太阴肺经（人体调气的主要通道）

手太阴肺经循行：手太阴肺经从胸走手，主要循行在上肢内侧的前缘（图2-7）。肺经上的腧穴主要分布于肺经循行所经过的胸部、上肢内侧前缘、鱼际及手部。

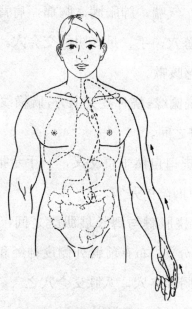

图 2-7　手太阴肺经循行

手太阴肺经主治：呼吸系统和本经脉所经过部位的病证，如咳嗽、喘息、咯血、胸闷胸痛、咽喉肿痛、外感风寒及上肢内侧前缘疼痛等。

1. 中府　治疗感冒，疏理肺气的要穴（图2-8）。

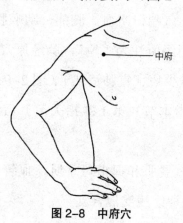

—中府

中府

图 2-8　中府穴

45

【穴位定位】胸外侧部，云门下1寸，平第1肋间隙处，距前正中线6寸。

【穴位解剖】当胸大肌、胸小肌处，内侧深层为第1肋间内、外肌；上外侧有腋动、静脉及胸肩峰动、静脉；布有锁骨上神经中间支、胸前神经分支及第1肋间神经外侧皮支。

【临床主治】咳嗽，气喘，肺胀满，胸痛，肩背痛。

【穴位属性】肺的募穴，手、足太阴经交会穴。

2. 列缺　治疗外感咳嗽。

【穴位定位】前臂桡侧缘，桡骨茎突上方，腕横纹上1.5寸，在肱桡肌与拇长展肌腱之间。

列缺

【简便取穴】两手虎口自然平直交叉，一手示指按在另一手桡骨茎突上，指尖下凹陷中是穴。

【穴位解剖】在肱桡肌腱与拇长展肌腱之间，桡侧腕长伸肌腱内侧；有头静脉及桡动、静脉分支；布有前臂外侧皮神经和桡神经浅支的混合支。

【穴位属性】手太阴经络穴，八脉交会穴之一，通于任脉。

3. 太渊　治疗咳嗽痰多（宣肺补虚）。

【穴位定位】腕掌侧横纹桡侧，桡动脉搏动处。

【穴位解剖】桡侧腕屈肌腱的外侧，拇展长肌腱内测；有桡动、静脉；布有前臂外侧皮神经和桡神经浅支混合支。

【临床主治】咳嗽，气喘，咯血，胸痛，咽喉肿痛，腕臂痛，无脉症。

【穴位属性】手太阴经所注为"输"，肺经原穴，脉会太渊。

4. 鱼际　治疗咳嗽少痰（宣肺清热）（图2-9）。

【穴位定位】手拇指本节（第1掌指关节）后凹陷处，约当第1掌骨中点桡侧，赤白肉际处。

【穴位解剖】有拇短展肌和拇指对掌肌，血管当拇指静脉回流支，布有前臂外侧皮神经和桡神经浅支混合支。

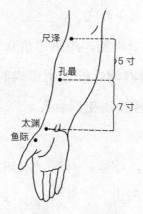

图 2-9 鱼际穴

【临床主治】咳嗽，咯血，咽喉肿痛，失音，发热，腱鞘炎。

【穴位属性】手太阴经所溜为"荥"。

小贴士

感冒是冬季最常见的疾病，坚持搓鱼际穴，是对其进行有效防治的一种方法。手掌的大拇指根部，由于肌肉明显突起，形状如鱼，故中医学把这个部位称为鱼际。中医学认为，鱼际的中心点有一个与呼吸器官关系密切的穴位叫鱼际穴，它具有解表、利咽、化痰的功能。每天坚持搓按鱼际穴，能增强肺主皮毛的功能，从而改善易感者的体质状况，提高其抵御外邪的能力，对咽痛、打喷嚏等感冒早期症状也有明显的疗效。搓鱼际方法很简单，两手鱼际对搓，搓法恰似用双掌搓花生米皮一样，一只手固定，另一只手搓动，搓十余次时，鱼际开始发热，这时意想热气沿手臂进入肺，持续2分钟左右，整个手掌便会发热，这时就可交替两手，搓另一只手。这个方法不受地点、时间限制，随时可做，尤其适合于易感冒者。

5. 少商　秋燥咳嗽就找少商穴。

【穴位定位】手拇指末节桡侧，距指甲角 0.1 寸。

少商

【穴位解剖】有指掌固有动、静脉所形成的动、静脉网；布有前臂外侧皮神经和桡神经浅支混合支，以及正中神经的掌侧固有神经的末梢神经网。

【临床主治】咽喉肿痛，咳嗽，鼻衄，发热，昏迷，癫狂。

【穴位属性】手太阴经所出为"井"。

八、手阳明大肠经（保护胳膊的排泄气血通道）

手阳明大肠经循行：手阳明大肠经从手走头，主要循行在上肢外侧前缘（图 2-10）。大肠经上的腧穴主要分布于大肠经循行所经过的手部、上肢外侧前缘、肩前、颈部及面部。

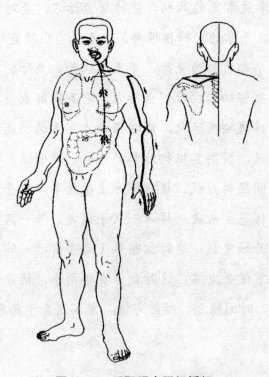

图 2-10　手阳明大肠经循行

手阳明大肠经主治：本经腧穴可主治眼、耳、口、牙、鼻、咽喉等器官病证，胃肠疾病、热病和本经脉所经过部位的病证，如头痛、牙痛、咽喉肿痛、各种鼻病、泄泻、便秘、痢疾、腹痛、上肢屈侧外缘疼痛等。

1. 二间　咽喉肿痛，热病（图2-11）。

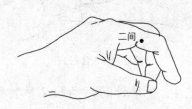

图 2-11　二间穴

【穴位定位】微握拳，当手示指本节（第 2 掌指关节）前，桡侧凹陷中。

【穴位解剖】有指屈浅、深肌腱；有来自桡动脉的指背及掌侧动、静脉，布有桡神经的指背侧固有神经及正中神经的指掌侧固有神经。

【临床主治】目昏，鼻衄，齿痛，口㖞，咽喉肿痛，热病。

【穴位属性】手阳明经所溜为"荥"。

2. 三间　咽喉肿痛，牙痛，腹胀（图2-12）。

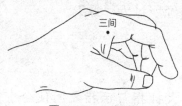

图 2-12　三间穴

【穴位定位】微握拳，在手示指本节（第 2 掌指关节）后，桡侧凹陷处。

【穴位解剖】有第 1 骨间背侧肌，深层为拇内收肌横头；有手背静脉网（头静脉起始部），指掌侧有固有动脉；布有桡神经浅支。

【临床主治】咽喉肿痛，牙痛，腹胀，眼痛，肠泻，洞泄，手痛，肩痛，气喘。

【穴位属性】手阳明经所注为"输"。

3. 合谷　牙痛、头痛时揉合谷（图2-13）。

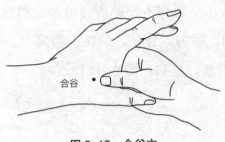

图2-13　合谷穴

【穴位定位】手背第1、2掌骨间，当第2掌骨桡侧的中点处。

【简便取穴】以一手的拇指指骨关节横纹，放在另一手拇、示指之间的指蹼缘上，大拇指尖下是穴。

【穴位解剖】在第1、2掌骨之间，第1骨间背侧肌中，深层有拇收肌横头；有手背静脉网，为头静脉的起始部，腧穴近侧正当桡动脉从手背穿向手掌之处；布有桡神经浅支的掌背侧神经，深部有正中神经的指掌侧固有神经。

【临床主治】头痛，目赤肿痛，鼻衄，齿痛，牙关紧闭，口眼㖞斜，耳聋，疟腮，咽喉肿痛，热病无汗，多汗，腹痛，便秘，闭经，滞产。

【穴位属性】手阳明经所过为"原"。

小贴士

　　当手掌合拢时，大拇指与示指之间便会有一稍微隆起的部位，在隆起部位的正中央有一个"合谷穴"。合谷穴对于治疗头痛、牙痛等有效，它是止痛的特效穴。在我国古代拔牙时都在此穴针灸以为麻醉之用。当牙痛、头痛时，只要揉合谷穴即可缓和疼痛。用右手使劲揉左手的合谷穴，接着换手，使用左手使劲揉右手的合谷穴，则剧烈的疼痛就会自然缓解下来。由于合谷穴与整个头部组织有关，若继续摩擦可使颜面变得光滑、细嫩，并且有预防面皱的功效。而且合谷穴的摩擦对于治疗颜面麻痹、眼疾、鼻炎、扁桃体炎和所有头部的疼痛将发挥莫大的效果，只要每日做 2～3 次，便能使一个人生气蓬勃。所以患有慢性头痛的人，一旦感到疲倦时，做合谷穴的摩擦，就可治疗头痛的症状。

4．阳溪　治疗手肩综合征。

【穴位定位】腕背横纹桡侧，手拇指向上翘时，当拇短伸肌腱与拇长伸肌腱之间的凹陷中。

【穴位解剖】当拇短、长伸肌腱之间，有头静脉、桡动脉的腕背支，布有桡神经浅支。

【临床主治】头痛，目赤肿痛，耳聋，耳鸣，齿痛，咽喉肿痛，手腕痛。

【穴位属性】手阳明经所行为"经"。

5．手三里　治肩、肘、手的通调大穴（图 2-14）。

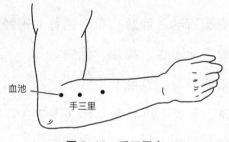

图 2-14　手三里穴

【穴位定位】前臂背面桡侧，当阳溪与曲池连线上，肘横纹下 2 寸处。

【穴位解剖】肌肉、神经同下廉穴，血管为桡返动脉的分支。

【临床主治】齿痛颊肿，上肢不遂，腹痛，腹泻，神经炎，发热。

6．曲池　按揉就能降血压。

【穴位定位】肘横纹外侧端，屈肘，当尺泽与肱骨外上髁连线中点。

曲池

【穴位解剖】桡侧腕长伸肌起始部,肱桡肌的桡侧;有桡返动脉的分支;布有前臂背侧皮神经, 内侧深层为桡神经本干。

【临床主治】咽喉肿痛,齿痛,目赤痛,瘰疬,瘾疹,热病上肢不遂,手臂肿痛,腹痛吐泻,高血压,癫狂。

【穴位属性】手阳明经所入为"合"。

7. 肩髃 指压就能见效的护肩穴 (图 2-15)。

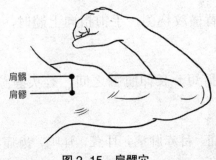

肩髃
肩髎

图 2-15 肩髃穴

【穴位定位】臂外侧, 三角肌上, 臂外展或向前平伸时, 在肩峰前下方凹陷处。

【穴位解剖】有旋肱后动、静脉;布有锁骨上神经、腋神经。

【临床主治】肩臂挛痛不遂,瘾疹,瘰病。

【穴位属性】手阳明经与阳跷脉交会穴。

8. 迎香 让牙痛、鼻炎不再反复发作 (图 2-16)。

【穴位定位】鼻翼外缘中点旁,当鼻唇沟中间。

【穴位解剖】在上唇方肌中,深部为梨状孔的边缘;有面动、静脉及眶下动、静脉分支;布有面神经与眶下神经的吻合丛。

【临床主治】鼻塞,鼻衄,口㖞,面痒,胆道蛔虫病。

【穴位属性】手、足阳明经交会穴。

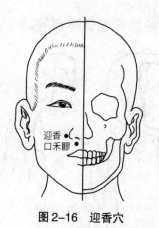

图2-16　迎香穴

小贴士

　　快速止牙痛时，上下牙痛的取穴位是不同的。如果上牙痛，则应指压迎香穴，就会有疼痛感。此穴位不仅对防止上牙痛有效，而且对鼻塞不通也有效。如果下牙痛，则左、右手指相互交叉，用拇指放在上面的手的中指向桡骨延伸，寻找一压就有痛感之处。这些穴位指压时，应一边吐气一边按压10秒钟，如此反复20次，上下牙的疼痛会立即减轻。治疗下齿牙痛的指压穴法，置于上方的拇指可以左右相互更换。

九、足阳明胃经（人体后天生成气血的大通道）

　　足阳明胃经循行：足阳明胃经从头走足，主要循行在下肢外侧前缘（图2-17）。胃经上的腧穴主要分布于胃经循行所经过的头面部、颈部、胸腹第2侧线、下肢外侧前缘、足部。

　　足阳明胃经主治：本经腧穴可治疗胃肠等消化系统、神经系统、呼吸系统、循环系统和头、眼、鼻、口、齿等器官病证和本经脉所经过部位的病证，如胃痛、腹胀、呕吐、泄泻、鼻衄、牙痛、口眼㖞斜、咽喉肿痛、热病、神志病及经脉循行部位疼痛等。

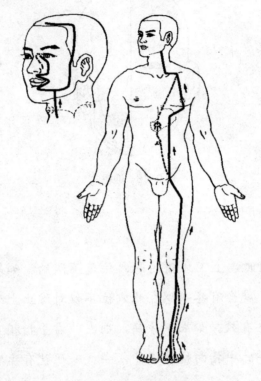

图 2-17　足阳明胃经循行

1. 四白　按压治色盲有疗效。

【穴位定位】瞳孔直下眶下孔凹陷处。

【穴位解剖】在眶下孔处，当眼轮匝肌和上唇方肌之间；有面动、静脉分支，眶下动、静脉有面神经分支，当眶下神经处。

【临床主治】目赤痛痒，目翳，眼睑瞤动，口眼㖞斜，头痛眩晕。

【临床经验】配阳白、地仓、颊车、合谷治口眼㖞斜，配攒竹治眼睑瞤动。

小贴士

穴位指压法对色盲治疗有效吗？色盲是眼底视网膜的视觉细胞异常，无法区分色彩。但是如果将这种情形视为并非视觉细胞异常

而只是发育迟缓，那么又将如何呢？

只要使视觉细胞受到刺激，必能促进视觉发育。指压位于眼球正中央下 2 厘米处的"四白穴"，能提高眼睛功能。指压时，一面吐气一面用示指强压 6 秒钟。指压时，睁眼指压和闭眼指压均可。睁眼指压时，能明确判断色彩；闭眼指压时，能治疗视力异常、假性近视。如果是患有强烈色彩异常的话，应重点强压眼下。如果不断进行这种穴位指压，会逐渐祛除色觉异常。洗脸后在镜前可以指压，女性以夜间卸装后指压为宜。

2. 地仓 长在嘴角边的健脾大穴（图 2-18）。

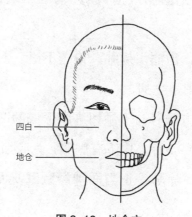

图 2-18 地仓穴

【穴位定位】口角外侧，上直对瞳孔。

【穴位解剖】在口轮匝肌中，深层为颊肌；有面动、静脉；布有面神经和眶下神经分支，深层为颊肌神经的末支。

【临床主治】口喝，流涎，眼睑眴动。

【穴位属性】手足阳明经与阳跷脉交会穴。

3. 颊车 预防老年人牙齿松动的固齿穴（图 2-19）。

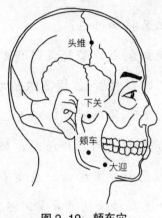

图 2-19 颊车穴

【穴位定位】下颌角前上方约 1 横指（中指），当咀嚼时咬肌隆起，按之凹陷处。

【穴位解剖】在下颌角前方，有咬肌；有咬肌动、静脉；布有耳大神经、面神经及咬肌神经。

【临床主治】口祸，齿痛，颊肿，口噤不语，面瘫。

4．下关　平衡阴阳不生病。

【穴位定位】耳前方颧弓与下颌切迹所形成的凹陷中。

【穴位解剖】在颧弓下缘，皮下有腮腺，为咬肌起始部；有面横动、静脉，最深层为上颌动、静脉；正当面神经颧眶支及耳颞神经分支，最深层为下颌神经。

【临床主治】耳聋，耳鸣，聤耳，齿痛，口噤，口眼㖞斜。

【穴位属性】足阳明、足少阳经交会穴。

5．头维　两侧头痛，就找头上的维和大使。

【穴位定位】头部额角发际上 0.5 寸，头正中线旁开 4.5 寸。

【穴位解剖】在颞肌上缘帽状腱膜中，有颞浅动、静脉的额支，布有耳额神经的分支及面神经额、颞支。

【临床主治】头痛，目眩，口痛，流泪，眼睑瞤动。

【临床经验】配合谷治头痛，配太冲治目眩。

【穴位属性】足阳明、足少阳经与阳维脉交会穴。

6. 梁门　治疗胃溃疡有妙招（图2-20）。

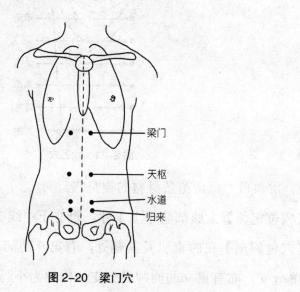

图2-20　梁门穴

【穴位定位】上腹部脐中上4寸，距前正中线2寸。

【穴位解剖】在腹直肌及其鞘处，深层为腹横肌；有第7肋间动、静脉分支及腹壁上动、静脉；在第8肋间神经分支处（右侧深部当肝下缘，胃幽门部）。

【临床主治】胃痛，食欲缺乏，腹胀，泄泻，呕吐。

7. 太乙　滋润脏腑治胃痛（图2-21）。

【穴位定位】上腹部脐中上2寸，距前正中线2寸。

【穴位解剖】在腹直肌及其鞘处，有第8肋间动、静脉分支及其腹壁下动、静脉分支，布有第8肋间神经分支（内部为横结肠）。

【临床主治】胃病，心烦，癫狂，消化不良。

【临床经验】配中脘治胃痛。

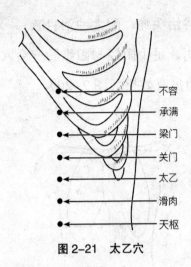

不容
承满
梁门
关门
太乙
滑肉
天枢

图2-21 太乙穴

8. 滑肉门 保持苗条身材的瘦身穴。

【穴位定位】上腹部脐中上1寸，距前正中线2寸。

【穴位解剖】在腹直肌及其鞘处，有第9肋间动、静脉分支及腹壁下动、静分支，布有第9肋间神经分支（内部为小肠）。

【临床主治】胃痛，呕吐，腹水，癫狂，月经不调，肥胖。

【临床经验】配足三里治胃痛。

9. 天枢 顽固便秘巧用天枢穴。

【穴位定位】腹中部平脐，距脐中2寸。

【穴位解剖】在腹直肌及其鞘处，有第9肋间动、静脉分支及腹壁下动、静脉分支，布有第10肋间神经分支（内部为小肠）。

【临床主治】腹胀肠鸣，脐腹痛，便秘，泄泻，痢疾，月经不调。

【穴位属性】大肠的募穴。

小贴士

天枢穴位于腹中部，和肚脐平行往外2寸（中指的第2指节为1寸）即是。天枢穴是大肠功能的窗口。因为无论病生是在内原因还是外邪入侵大肠，天枢穴都会摸到痛，所以要想了解大肠功能，不妨多摸摸天枢穴。平时多按压天枢穴，还有疏调肠腑、消炎止泻、通利大便，以及治疗脐周疼痛、消化不良等功效。

止泻的按揉方法：仰卧于床上，或坐在椅子上，露出肚脐，全身尽量放松，找天枢穴，分别用拇指的指腹压在两侧的穴位上，力度由轻渐重，缓缓下压（力量以能忍受为度），持续 4～6 分钟，然后将手指慢慢抬起（不要离开皮肤），再在原处按揉片刻。如果腹部未有不适，可重复上述动作 1～2 次。大多数的腹痛、腹泻，按压 1 次就有明显的效果。

通便的按揉方法：通便按揉时要取站立的姿势，两脚分开与肩同宽，用示指、中指的指腹按压天枢穴，在刺激穴位的同时，还要向前挺出腹部并缓慢吸气，随后上身缓慢向前倾并呼气，反复做 5 次；然后两腿并拢坐下，在按压天枢穴的同时，左腿尽量向上抬，然后收回，换右腿上抬、收回，抬腿动作反复做 5 次。

10. 水道　把痛经问题"痛快"解决掉。

【穴位定位】下腹部脐中下 3 寸，距前正中线 2 寸。

【穴位解剖】在腹直肌及其鞘处；有第 12 肋间动、静脉分支，外侧为腹壁下动、静脉；布有第 12 肋间神经（内部为小肠）。

【临床主治】小腹胀满，小便不利，痛经，不孕，疝气，尿潴留。

11. 梁丘　治疗胃痉挛的急性止痛穴（图 2-22）。

【穴位定位】屈膝，大腿前面髂前上棘与髌底外侧端的连线上，髌底上 2 寸。

梁丘

【穴位解剖】在股直肌和股外侧肌之间，有旋股外侧动脉降支，布有股前皮神经、股外侧皮神经。

【临床主治】膝肿痛，下肢不遂，胃痛，乳痈，血尿。

12. 犊鼻　关节炎就找膝眼来调治（图 2-23）。

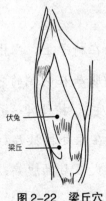

图 2-22　梁丘穴

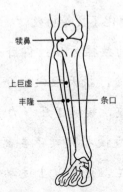

图 2-23　犊鼻穴

【穴位定位】屈膝，髌骨与髌韧带外侧凹陷中。

【穴位解剖】在髌韧带外缘，有膝关节动、静脉网，布有腓肠外侧皮神经及腓总神经关节支。

【临床主治】膝痛，下肢麻痹，屈伸不利，脚气。

小贴士

　　指压膝眼对治疗关节痛非常有效，现在简单介绍此穴道。"膝眼"位于将膝盖折成直角时，它的下面凹陷处。指压时用双手中指，一面缓缓吐气一面强压 6 秒钟，如此左、右各做 10 次，每天做 3 回，则关节疼痛在不知不觉间就可去除。

---

13. 足三里　当仁不让的第一保健穴。

【穴位定位】小腿前外侧，犊鼻下 3 寸，距胫骨前缘 1 横指（中指）。

足三里

【穴位解剖】在胫骨前肌、趾长伸肌之间；有胫前动、静脉；为腓肠外侧皮神经及隐神经的皮下分布处，深层为腓深神经。

【临床主治】胃痛，呕吐，噎膈，腹胀，泄泻，痢疾，便秘，乳痈，肠痈，下肢痹痛，水肿，癫狂，脚气，虚劳羸瘦。

【穴位属性】足阳明经所入为"合"；本穴有强壮作用，为保健要穴。

小贴士

传统中医认为，足三里穴属足阳明胃经，有"调理脾胃、补养气血、扶正壮阳之功"，称它有"白术之强，桂附之热，参茸之功，硝黄之力"，能"调理阴阳和脏腑，健运脾阳，补中益气，宣通气机，导气下行，补肾养肝，强壮全身"。现代研究认为，刺激足三里穴对大脑有良性调节作用，对消化、循环等系统也均有良好的调节功能，并能增强机体的免疫力，是功能较全面的保健要穴。俗话说"敲敲足三里，等于吃只老母鸡"，就是形象的比喻，足三里是一个很好的调补穴位。那么足三里这个穴位怎么按摩刺激呢？刺激足三里穴可以用"叩法"（握拳，用小指的掌指关节指骨叩击），力度以出现"酸"的感觉为度；也可以用"按法"，用大拇指顶端垂直下压，力度也要求出现酸的感觉，一按一放。用于保健，刺激1～2分钟，每日1～2次。

---

14. 上巨虚　腹痛有疗效。

【穴位定位】小腿前外侧犊鼻下6寸，距胫骨前缘一横指（中指）。

【穴位解剖】在胫骨前肌中，有胫前动、静脉；布有腓肠外侧皮神经及隐神经的皮支，深层为腓深神经。

【临床主治】肠鸣，腹痛，泄泻，便秘，肠痈，下肢痿痹，脚气。

【穴位属性】大肠经下合穴。

15. 下巨虚　急性阑尾炎和乳腺炎的救急大穴（图2-24）。

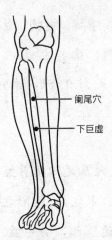

图 2-24　下巨虚穴

【穴位定位】小腿前外侧，犊鼻下9寸，上、下巨虚相距3寸，距胫骨前缘一横指（中指）。

【穴位解剖】在胫骨前肌与趾长伸肌之间，深层为胫长伸肌；有胫前动、静脉；布有腓浅神经分支，深层为腓深神经。

【临床主治】小腹痛，泄泻，痢疾，乳痈，下肢痿痹，唇干。

【临床经验】配天枢、气海治腹痛。

【穴位属性】小肠经下合穴。

16．条口　舒筋活血，治疗肩膀疾病的好助手（图 2-25）。

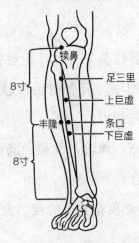

图 2-25　条口穴

【穴位定位】小腿前外侧，犊鼻下8寸，距胫骨前缘一横指（中指）。

【穴位解剖】在胫骨前肌中，有胫前动、静脉；布有腓肠外侧皮神经及隐神经的皮支，深层为腓深神经。

【临床主治】胃脘痛，下肢痿痹，转筋，跗肿，肩臂痛。

17. 丰隆 消除啤酒肚，降低血脂的祛痰穴。

【穴位定位】小腿前外侧，外踝尖上8寸，条口外，距胫骨前缘两横指（中指）。

【穴位解剖】在趾长伸肌外侧和腓骨短肌之间，有胫前动脉分支，当腓浅神经处。

【临床主治】头痛，眩晕，痰多咳嗽，呕吐，便秘，水肿，癫狂痛，下肢痿痹。

【穴位属性】足阳明经络穴。

小贴士

　　传统中医认为，丰隆穴能"健脾胃，化痰浊"，常用于治疗咳嗽痰多、偏瘫、咽喉肿痛、癫痫等。现代研究发现，丰隆穴对改善脂代谢也有作用，所以也用于降血脂的辅助治疗。降血脂可以与足三里穴一起用，效果会更好些。

---

18. 解溪 自动调节食欲的减肥穴（图2-26）。

【穴位定位】足背与小腿交界处的横纹中央凹陷处，在姆长伸肌腱与趾长伸肌腱之间。

【穴位解剖】在姆长伸肌腱与趾长伸肌腱之间；有胫前动、静脉；浅部当腓浅神经，深层为腓深神经。

【临床主治】头痛，眩晕，癫狂，腹胀，便秘，下肢痿痹。

【穴位属性】足阳明经所行为"经"。

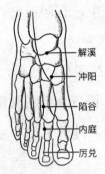

图 2-26　解溪穴

十、足太阴脾经（运化食物精微的气血通道）

足太阴脾经从足走腹到胸，踝上 8 寸以下的部位主要循行在下肢内侧的中间，踝上 8 寸以上的部位主要循行在下肢内侧的前缘（图 2-27）。足太阴脾经上的腧穴分布于脾经循行所经过的足内侧、下肢内侧中间、

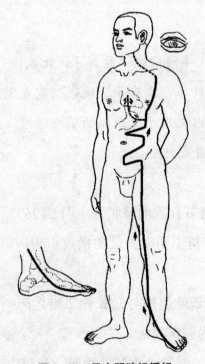

图 2-27　足太阴脾经循行

前缘、腹胸部的第 3 侧线、侧胸部。

足太阴脾经主治：本经腧穴可治疗脾、胃等消化系统病证，如胃痛、恶心呕吐、嗳气、腹胀、便溏、黄疸、身重无力、舌根强痛及下肢内侧肿痛、厥冷等。

1. 太白　逛街累了就找太白穴（图 2-28）。

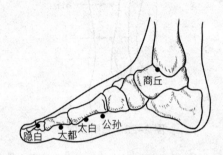

图 2-28　太白穴

【穴位定位】足内侧缘，足大趾本节（第 1 跖骨关节）后下方赤白肉际凹陷处。

【穴位解剖】在踇展肌中，有足背静脉网，足底内侧动脉及足跗内侧动脉分支；布有隐神经及腓浅神经分支。

【临床主治】胃痛，腹胀，肠鸣，泄泻，便秘，痔漏，脚气，体重节痛。

【临床经验】配中脘、足三里治胃痛。

【穴位属性】足太阴经所注为"输"，脾经原穴。

2. 公孙　配内关治疗低血压的能手。

【穴位定位】足内侧缘，第 1 跖骨基底部的前下方。

【穴位解剖】在踇展肌中，有跗内侧动脉分支及足背静脉网；布有隐神经及腓浅神经分支。

【临床主治】胃痛，呕吐，腹痛，泄泻，痢疾，足踝疼痛，头面肿，癫狂，心烦不寐，月经不调。

【穴位属性】足太阴经络穴；八脉交会穴之一，通于冲脉。

3. 三阴交　女性痛经的护佑穴（图2-29）。

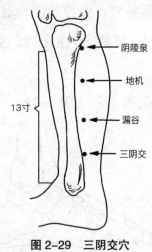

图2-29　三阴交穴

【穴位定位】小腿内侧足内踝尖上3寸，胫骨内侧缘后方。

【穴位解剖】在胫骨后缘和比目鱼肌之间，深层有屈趾长肌；有大隐静脉及胫后动、静脉；有小腿内侧皮神经，深层后方有胫神经。

【临床主治】肠鸣腹胀，泄泻，月经不调，带下，阴挺，不孕，滞产，遗精，阳痿，遗尿，疝气，下肢痿痹，脚气。

【穴位属性】足太阴、少阴、厥阴经交会穴。

小贴士

对缓解月经痛非常有效的穴位有两个。一个称为三阴交，是女性病证中不可欠缺的穴位，又叫"女三里"，对妇女病证颇有疗效。三阴交是从足部内侧的足踝，沿着小腿内往上四横指，压至最痛处。一面缓缓地吐气，每隔6秒钟用力按压一次，重复20次。另一个穴位为内关。内关是在手腕的内侧，从近手腕之横皱纹的中央，往上约三横指宽的中央。一面缓缓吐气，用力按压2秒钟，反复做5次。以同方法按压左、右。如此，痛经便会消失。

4. **阴陵泉**　减轻腿部负担的消肿穴。

【穴位定位】在小腿内侧，胫骨内侧踝后下方凹陷处。

阴陵泉

【穴位解剖】在胫骨后缘和腓肠肌之间，比目鱼肌起点上；前方有大隐静脉、膝最上动脉，最深层有胫后动、静脉；布有小腿内侧皮神经本干，最深层有胫神经。

【临床主治】腹胀，泄泻，水肿，黄疸，小便不利或失禁，膝痛。

【穴位属性】足太阴经所入为"合"。

5. **血海**　能祛瘀血，还能促生新血（图 2-30）。

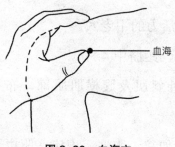

图 2-30　血海穴

【穴位定位】屈膝，大腿内侧，髌底内侧端上 2 寸，在股四头肌内侧头的隆起处。

【简便取穴法】患者屈膝，医者以左手掌心按于患者右膝髌骨上缘，二指至五指向上伸直，拇指约呈 45° 斜置，拇指尖下是穴。对侧取法仿此。

【穴位解剖】在股骨内上髁上缘，股内侧肌中间；有股动、静脉肌支；布有股前皮神经及股神经肌支。

【临床主治】月经不调，崩漏，闭经，瘾疹，湿疹，丹毒。

小贴士

　　血海位于大腿内侧，坐在椅子上将腿绷直，在膝盖内侧会出现一个凹陷下去的地方，在凹陷的上方则有一块隆起的肌肉，顺着这块肌肉向上摸，顶端即是血海穴。古代，人们不经意间发现刺破这个地方就可以祛除人体内的瘀血，用它来治疗体内瘀血的病证不仅能祛瘀血，还能促生新血，因此才给它起名叫"血海"。每天上午的9—11时，如果你拿出点时间来，那么就可以做一次舒舒服服地按揉。这个时段是脾经经气运行最旺盛的时候，人体的阳气也正处于上升趋势，可以直接进行按揉。每一侧3分钟，要掌握好力度，不宜大力，能感觉到穴位有微微的酸胀感即可。

6．大横　增强内脏活力的不老穴。

【穴位定位】腹中部，距脐中4寸。

【穴位解剖】在腹外斜肌及腹横肌肌部，布有第11肋间动、静脉，布有第12肋间神经。

【临床主治】泄泻，便秘，腹痛，痢疾，驱虫。

【穴位属性】足太阴与阴维脉交会穴。

十一、手少阴心经（通调神智的气血通道）

手少阴心经从胸走手，主要循行在上肢内侧后缘（图2-31）。心经上的腧穴主要分布于心经循行所过的腋窝、上肢内侧的后缘、掌中及手部。

手少阴心经主治：本经腧穴可主治循环系统、神经精神系统及经脉循行所经过部位的病证。例如心痛、心悸、不寐、咽干、口渴、癫狂及上肢内侧后缘疼痛等。

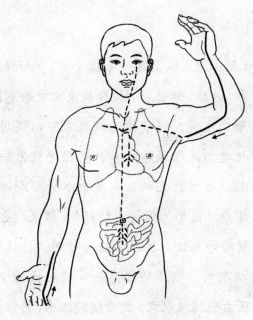

图 2-31　手少阴心经循行

1．极泉　被誉为保健"特区"（图 2-32）。

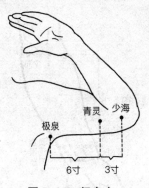

图 2-32　极泉穴

【穴位定位】腋窝顶点，腋动脉搏动处。

【穴位解剖】在胸大肌的外下缘，深层为喙肱肌；外侧为腋动脉；布有尺神经、正中神经、前臂内侧皮神经及臂内侧皮神经。

【临床主治】心痛，咽干烦渴，胁肋疼痛，瘰疬，肩臂疼痛。

【临床经验】配肩髃、曲池治肩臂痛。

69

小贴士

　　极泉穴属手少阴心经。腋窝是一个位于肩、背和胸壁之间的空隙，蕴藏着丰富的血管、神经、淋巴结，按摩极泉穴就会刺激此处的神经、血管和淋巴结。研究发现，经常按摩极泉穴可以促进体液循环，增强食欲，提高消化能力，增强肺活量，增强呼吸系统的功能，使体内代谢物中的尿酸、尿素、无机盐及多余水分顺利地排出。按摩极泉穴有利于祛病健身，被誉为保健"特区"。极泉穴也可以用于治疗落枕、心痛、肘臂痛等病证。按摩方法：可用"按揉法"，用右手大拇指点压左腋窝极泉穴，出现酸胀感后，轻轻揉动1～2分钟。再用左手大拇指点压右腋窝极泉穴，使出现酸胀感，再轻揉1～2分钟。

　　2. 少海　治疗网球肘的绝妙处方（图2-33）。

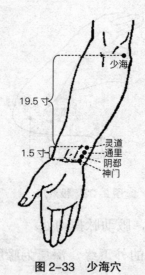

图2-33　少海穴

　　【穴位定位】屈肘，当肘横纹内侧端与肱骨内上髁连线的中点处。

　　【穴位解剖】有旋前圆肌、肱肌；有贵要静脉、尺侧上下副动脉、尺返动脉；布有前臂内侧皮神经，外前方有正中神经。

【临床主治】心痛，肘臂挛痛，瘰疬，头项痛，腋胁痛。

【穴位属性】手少阴经所入为"合"。

3．通里　帮你开心窍的智慧穴。

【穴位定位】前臂掌侧，尺侧腕屈肌腱的桡侧缘，腕横纹上1寸。

【穴位解剖】在尺侧腕屈肌与指浅屈肌之间，深层为指深屈肌；有尺动脉通过；布有前臂内侧皮神经，尺侧为尺神经。

【临床主治】心悸，怔忡，暴喑，舌强不语，腕臂痛。

【穴位属性】手少阴经络穴。

4．神门　对心悸不寐有很好作用的开心穴。

【穴位定位】腕部，腕掌侧横纹尺侧端，尺侧腕屈肌腱的桡侧凹陷处。

神门

【穴位解剖】在尺侧腕屈肌与指浅屈肌之间，深层为指深屈肌；有尺动脉通过；布有前臂内侧皮神经，尺侧为尺神经。

【临床主治】心病，心烦，惊悸，怔忡，健忘，不寐，癫狂痫，胸胁痛。

【穴位属性】手少阴经所注为"输"，心经原穴。

小贴士

神门穴位于手腕内侧（掌心一侧），小指延伸至手腕关节与手掌相连的一侧，是针灸经常取用的穴位之一。对于心慌、心悸及不寐都有很好的保健作用。因此，只要想起来，我们都可以用手指按揉此穴，力度不需要太大，也不必追求酸胀感。

十二、手太阳小肠经（疏通经气的护肩气血通道）

手太阳小肠经循行：手太阳小肠经从手走头，主要循行在上肢外侧的后缘（图 2-34）。小肠经上的腧穴分布于小肠经循行所过的手部、上肢外侧后缘、肩胛部、颈部、面部。

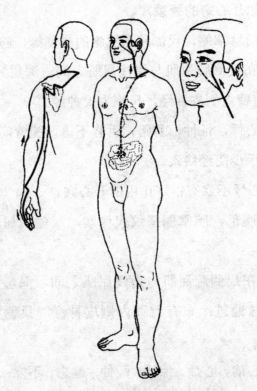

图 2-34　手太阳小肠经循行

手太阳小肠经主治：本经腧穴可主治腹部、小肠与胸、心、咽喉证，神经方面病证，以及头、颈、眼、耳病证，热病和本经脉所经过部位的病证，如少腹痛、腰脊痛引睾丸、耳聋、目黄、咽喉肿痛、癫狂及肩臂外侧后缘痛等。

1. 少泽　产妇在床上就可以用的通乳穴（图 2-35）。

【穴位定位】小指末节尺侧距指甲角 0.1 寸。

【穴位解剖】有指掌侧固有动、静脉及指背动脉形成的动、静脉网，布有尺神经手背支。

【临床主治】头痛，目翳，咽喉肿痛，乳痈，乳汁少，昏迷，热病。

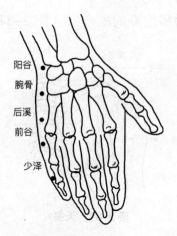

图 2-35 少泽穴

【穴位属性】手太阳经所出为"井"。

2. **后溪** 颈椎从此好轻松（图 2-36）。

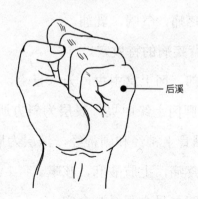

图 2-36 后溪穴

【穴位定位】手掌尺侧，微握拳，小指本节（第 5 指掌关节）后的远侧掌横纹头赤白肉际。

【穴位解剖】在小指尺侧，第 5 掌骨小头后方，当小指展肌起点外缘；有指背动、静脉及手背静脉网；布有尺神经手背支。

【临床主治】头项强痛，目赤，耳聋，咽喉肿痛，腰背痛，癫狂痫，疟疾，手指及肘臂挛痛。

【穴位属性】手太阳经所注为"输"；八脉交会穴之一，通督脉。

3. 天宗 给父母增福增寿的孝心穴（图2-37）。

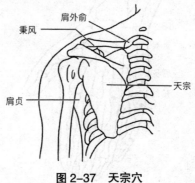

图2-37 天宗穴

【穴位定位】肩胛部冈下窝中央凹陷处，与第4胸椎相平。

【穴位解剖】在冈下窝中央冈下肌中，有旋肩胛动、静脉肌支，布有肩胛神经。

【临床主治】肩胛疼痛，气喘，乳痈。

4. 秉风 调理肩背疾病的特效穴。

【穴位定位】肩胛部，冈上窝中央，天宗直上，举臂有凹陷处。

【穴位解剖】在肩胛冈上缘中央，表层为斜方肌，再下为冈上肌；有肩胛动、静脉；布有锁骨上神经和副神经，深层为肩胛上神经。

【临床主治】肩胛疼痛，上肢酸麻，咳嗽。

【穴位属性】手三阳与足少阳经交会穴。

5. 天容 清咽润喉的护嗓穴（图2-38）。

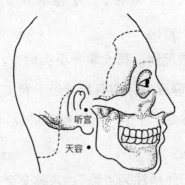

图2-38 天容穴

【穴位定位】颈外侧部下颌角的后方，胸锁乳突肌的前缘凹陷中。

【穴位解剖】在下颌角后方，胸锁乳突肌止点前缘，二腹肌后腹的下缘；前方有颈外浅静脉及颈内动、静脉；布有耳大神经的前支及面神经的颈支、副神经，其深层为交感神经的颈上神经节。

【临床主治】耳鸣，耳聋，咽喉肿痛，颈项强痛。

【临床经验】配列缺治颈项强痛。

十三、足太阳膀胱经（护佑全身的气血通道）

足太阳膀胱经循行：足太阳膀胱经从头走足，主要循行在下肢外侧后缘（图 2-39）。膀胱经上的腧穴主要分布于膀胱经循行所过的头面部、背腰部、下肢外侧后缘、足外侧。

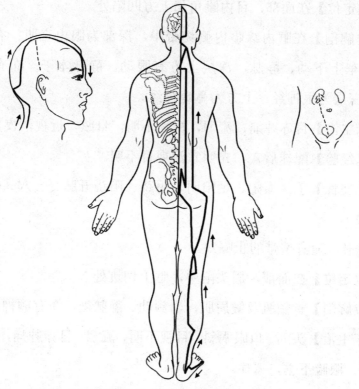

图 2-39 足太阳膀胱经循行

足太阳膀胱经主治：本经腧穴可主治泌尿生殖系统、精神神经系统、呼吸系统、循环系统、消化系统的病证及本经所过部位的病证，如癫痫、头痛、目疾、鼻病、遗尿、小便不利及下肢后侧部位的疼痛等证。

1．晴明　治疗近视的护眼穴（图2-40）。

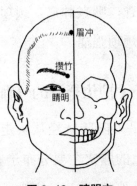

图2-40　晴明穴

【穴位定位】在面部，目内眦角稍上方凹陷处。

【穴位解剖】在眶内缘睑内侧韧带中，深部为眼内直肌；有内眦动、静脉和滑车上下动、静脉，深层上方有眼动、静脉本干；布有滑车上、下神经，深层为眼神经，上方为鼻睫神经。

【临床主治】目赤肿痛，流泪，视物不明，目眩，近视，夜盲，色盲。

【临床经验】配球后穴、光明穴治视目不明。

【穴位属性】手足太阳、足阳明、阴跷、阳跷五脉交会穴（《素问·气府论·注》）。

2．攒竹　随身携带的止嗝穴。

【穴位定位】在面部，眉头陷中，眶上切迹处。

【穴位解剖】有额肌及皱眉肌，当额动、静脉处，布有额神经内侧支。

【临床主治】头痛，口眼㖞斜，目视不明，流泪，目赤肿痛，眼睑瞤动，眉棱骨痛，眼睑下垂，癔症。

【临床经验】配阳白治口眼㖞斜、眼睑下垂。

小贴士

攒竹穴常用于治疗头痛、流泪、眼病等。攒竹穴在眼睛附近，对眼疲劳和迎风流泪等眼病疗效较好。按摩攒竹穴可以用按揉法，用手指点压攒竹穴，出现酸胀感后轻揉1～2分钟，和太阳穴一起按摩，效果会更好。

3．玉枕

【穴位定位】后发际正中直上2.5寸，旁开1.3寸平枕外隆凸上缘的凹陷处。

【穴位解剖】有枕肌，有枕动、静脉，布有枕大神经分支。

【临床主治】头项痛，目痛，鼻塞。

【临床经验】配大椎治头项痛。

4．大杼　治疗骨关节疾病的独门秘笈（图2-41）。

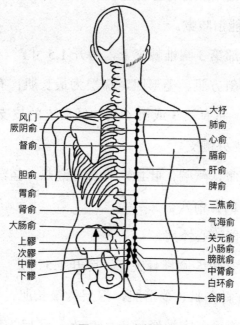

图2-41　大杼穴

【穴位定位】背部第1胸椎棘突下，旁开1.5寸。

【穴位解剖】有斜方肌、菱形肌、上后锯肌，最深层为最长肌；有第1肋间动、静脉后支，布有第1胸神经后支的皮支，深层为第1胸神经后支外侧支。

【临床主治】咳嗽，发热，项强，肩背痛，喉痹，伤寒热汗不出。

【临床经验】配肩中俞、肩外俞治肩背痛。

【穴位属性】八会穴之一，骨会大杼；手、足太阳经交会穴。

5．风门　护好风门防哮喘。

【穴位定位】背部第2胸椎棘突下，旁开1.5寸。

【穴位解剖】有斜方肌、菱形肌、上后锯肌，深层为最长肌；有第2肋间动、静脉后支；布有第2、3胸神经后支的皮支，深层为第3胸神经后支外侧支。

【临床主治】伤风，咳嗽，发热头痛，项强，胸背痛。

【穴位属性】足太阳经与督脉交会穴。

6．肺俞　点穴能治咳嗽。

【穴位定位】背部第3胸椎棘突下，旁开1.5寸。

【穴位解剖】有斜方肌、菱形肌，深层为最长肌；有第3肋间动、静脉后支；布有第3或第4胸神经后支的皮支，深层为第3胸神经后支外侧支。

肺俞

【临床主治】咳嗽，气喘，吐血，骨蒸，潮热，盗汗，鼻塞。

【穴位属性】肺的背俞穴。

7．心俞　点穴能治心悸病。

【穴位定位】背部第5胸椎棘突下，旁开1.5寸。

【穴位解剖】有斜方肌、菱形肌，深层为最长肌；有第5肋间动、静脉后支；布有第5或第6胸神经后支的皮支，深层为第5胸神经后支外侧支。

【临床主治】心痛，惊悸，咳嗽，吐血，不寐，健忘，盗汗，梦遗，癫痫。

【穴位属性】心的背俞穴。

8. 膈俞 防治呃逆的要穴。

【穴位定位】背部第 7 胸椎棘突下，旁开 1.5 寸。

【穴位解剖】在斜方肌下缘，有背阔肌、最长肌；布有第 7 肋间动、静脉后支；布有第 7 或第 8 胸神经后支的皮支，深层为第 7 胸神经后支外侧支。

膈俞

【临床主治】呕吐，呃逆，气喘，咳嗽，吐血，潮热，盗汗。

【穴位属性】八会穴之一，血会膈俞。

9. 肝俞 调节情绪的关键穴。

【穴位定位】背部第 9 胸椎棘突下，旁开 1.5 寸。

【穴位解剖】在背阔肌、最长肌和髂肋肌之间；有第 9 肋间动、静脉后支；布有第 9 或第 10 胸神经后支的皮支，深层为第 9 胸神经后支外侧支。

【临床主治】黄疸，胁痛，吐血，目赤，目眩，雀目，癫狂痫，脊背痛。

【穴位属性】肝的背俞穴。

10. 脾俞 点穴能防消化病。

【穴位定位】背部第 11 胸椎棘突下，旁开 1.5 寸。

【穴位解剖】在背阔肌、最长肌和髂肋肌之间；有第 11 肋间动、静脉后支；布有第 11 胸神经后支的皮支，深层为第 11 胸神经后支肌支。

【临床主治】腹胀，黄疸，呕吐，泄泻，痢疾，便血，水肿，背痛。

【穴位属性】脾的背俞穴。

11. 胃俞 胸胁痛，胃脘痛。

【穴位定位】背部第 12 胸椎棘突下，旁开 1.5 寸。

【穴位解剖】在腰背筋膜、最长肌和髂肋肌之间；有肋下动、静脉后支；

布有第 12 胸神经后支的皮支，深层为第 12 胸神经后支外侧支。

【临床主治】胸胁痛，胃痛，呕吐，腹胀，肠鸣。

【穴位属性】胃的背俞穴。

12. 肾俞　补肾阳、补肾阴延年益寿。

【穴位定位】腰部第 2 腰椎棘突下，旁开 1.5 寸。

【穴位解剖】在腰背筋膜、最长肌和髂肋肌之间；有第 2 腰动、静脉后支；布有第 1 腰神经后支的外侧支，深层为第 1 腰丛。

【临床主治】遗尿，遗精，阳痿，白带，水肿，耳鸣，耳聋，腰痛。

【穴位属性】肾的背俞穴。

13. 膀胱　泌尿系统有病常按之。

【穴位定位】骶部，骶正中嵴旁 1.5 寸，平第 2 骶后孔。

【穴位解剖】在骶棘肌起部和臀大肌起部之间，有骶外侧动，静脉后支；布有臀中皮神经分支。

【临床主治】小便不利，遗尿，泄泻，便秘，腰脊强痛。

【穴位属性】膀胱背俞穴。

14. 委中　治疗腰背病症的要穴（图 2-42）。

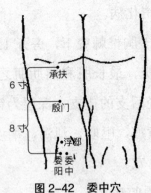

图 2-42　委中穴

【穴位定位】腘横纹中点，股二头肌肌腱与半腱肌肌腱的中间。

【穴位解剖】在腘窝正中，有腘筋膜；皮下有股腘静脉，深层内侧为腘静脉，最深层为腘动脉股后皮神经，正当胫神经处。

【临床主治】腰痛，下肢痿痹，腹痛，吐泻，小便不利，遗尿，丹毒。

【穴位属性】足太阳经所入为"合"。

小贴士

　　屈腿时，膝关节后侧也就是腘窝的位置出现横纹，而横纹的中点处即是委中穴。在针灸的"四总穴歌"里提到"腰背委中求"，可见，委中是治疗腰背病症的要穴。对于委中应采取点按的方法，一点一放，同时与腿部的屈伸相配合。这样做不仅可以治腰痛，还能有效解除腿部的酸麻和疼痛，对一些下肢疾病者都有很好的保健护理作用。

---

　　15. 膏肓　身体里预置的健康"警报器"（图2-43）。

【穴位定位】背部第4胸椎棘突下，旁开3寸。

【穴位解剖】在肩胛骨脊柱缘，有斜方肌、菱形肌，深层为髂肋肌；有第4肋间动、静脉背侧支及颈横动脉降支；布有第3、4胸神经后支。

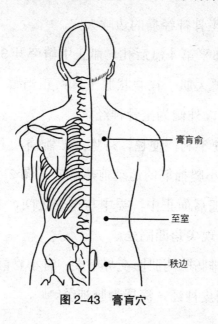

膏肓俞

至室

秩边

图2-43　膏肓穴

【临床主治】咳嗽，气喘，肺痨，健忘，遗精，完谷不化。

小贴士

　　古人把病重垂危的情况称作"病入膏肓"，人身体上就有一个膏肓穴。膏肓穴位置在第4胸椎棘突下旁开3寸。膏肓穴为足太阳膀胱经腧穴。传统中医认为，它具有通宣理肺、益气补虚、扶正祛邪、调和气血、顺接阴阳、宁心安神、强壮健身之功。经常按摩膏肓穴有调和气血、提高免疫功能等健身作用。在治疗方面，膏肓穴常用于治疗久病体弱、虚损劳伤、脾胃虚弱、健忘等证。膏肓穴是一个很好的强壮穴，可自我按摩却不容易，手够不到。有一个办法，就是用自己的背脊骨去按摩。膏肓穴就在背脊肩胛骨旁边，把胸一挺，两个背脊肩胛骨就压住了膏肓穴，你再把肩向上一抬，背脊肩胛骨就把膏肓穴按摩一下，然后你把肩关节从前面转下来；再挺胸，把肩向上抬，把肩关节从前面转下来……做1～2分钟即可。

---

　　16. 秩边　治疗坐骨神经痛的边陲大穴。

【穴位定位】臀部平第4骶后孔，骶正中嵴旁开3寸。

【穴位解剖】有臀大肌，在梨状肌下缘；正当臀下动、静脉；布有臀下神经及股后皮神经，外侧为坐骨神经。

【临床主治】小便不利，便秘，痔疾，腰骶痛，下肢痿痹。

　　17. 承山　避免小腿抽筋的运动前热身穴（图2-44）。

【穴位定位】小腿后面正中，委中与昆仑之间，当伸直小腿或足跟上提时腓肠肌肌腹下出现尖角凹陷处。

【穴位解剖】在腓肠肌两肌腹交界下端；有小隐静脉，深层为股后动、静脉；布有腓肠内侧皮神经，深层为腓神经。

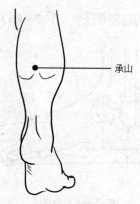

图 2-44 承山穴

【临床主治】痔疾，脚气，便秘，腰腿拘急疼痛。

18. 飞扬　敲打小腿，轻松巩固下半身。

【穴位定位】小腿后面，外踝后，昆仑直上 7 寸，承山穴外下方 1 寸处。

【穴位解剖】有腓肠肌及比目鱼肌，布有腓肠外侧皮神经。

【临床主治】头痛，目眩，腰腿疼痛，痔疾，水肿，尿少。

【穴位属性】足太阳经络穴。

19. 昆仑　调整脊柱平衡保健康（图 2-45）。

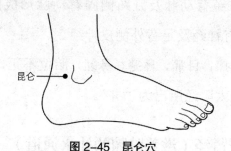

图 2-45 昆仑穴

【穴位定位】足部外踝后方，外踝尖与跟腱之间的凹陷处。

【穴位解剖】有腓骨短肌，有小隐静脉及外踝后动、静脉，布有腓肠神经。

【临床主治】头痛，项强，目眩，癫痫，难产，腰骶疼痛，脚跟肿痛。

【穴位属性】足太阳经所行为"经"。

20. 申脉 辗转难眠时的催眠剂（图2-46）。

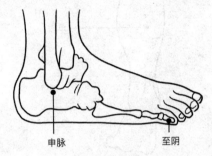

图 2-46 申脉穴

【穴位定位】足外侧部，外踝直下方凹陷中。

【穴位解剖】在腓骨长短肌腱上缘，有外踝动脉网及小隐静脉，布有腓肠神经的足背外侧皮神经分支。

【临床主治】头痛，眩晕，癫狂痫，腰腿酸痛，目赤痛，不寐。

【穴位属性】八脉交会穴之一，通阳跷脉。

21. 至阴 小脚趾上藏有矫正胎位的妙药。

【穴位定位】足小趾末节外侧，距趾甲角0.1寸。

【穴位解剖】有趾背动脉及趾跖侧固有动脉形成的动脉网，布有趾跖侧固有神经及足背外侧皮神经。

至阴

【临床主治】头痛，目痛，鼻塞，鼻衄，胎位不正，难产。

【穴位属性】足太阳经所出为"井"。

十四、足少阴肾经（滋养脏腑的补水通道）

足少阴肾经循行：足少阴肾经从足走腹到胸，主要循行在下肢内侧的后缘。肾经上的腧穴分布于肾经循行所经过的足部、下肢内侧后缘、腹胸部的第1侧线（图2-47）。

足少阴肾经主治：本经腧穴可主治泌尿生殖系统、精神神经系统、呼吸系统、消化系统、循环系统等病证和本经所过部位的病证。如遗精、阳痿、带下、月经不调、哮喘、泄泻及下肢内侧疼痛等病症。

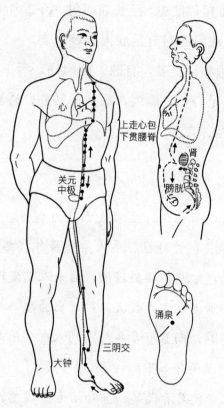

图 2-47　足少阴肾经循行

1. 涌泉　灌溉人体、滋润脏腑的第一源泉（图 2-48）。

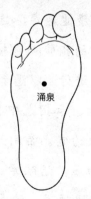

图 2-48　涌泉穴

【穴位定位】足底部，卷足时足前部凹陷处，约当第 2、3 趾趾缝纹头端与足跟连线的前 1/3 与后 2/3 交点上。

【穴位解剖】有趾短屈肌腱、趾长屈肌腱，第 2 蚓状肌，深层为骨间肌；有来自胫前动脉的足底弓；布有足底内侧神经支。

【临床主治】头顶痛，头晕，目眩，咽喉痛，舌干，失音，小便不利，大便难，小儿惊风，足心热，癫疾，霍乱，转筋，昏厥。

【穴位属性】肾经井穴。

小贴士

涌泉穴养生法由来已久，至宋代已广为盛行。在《苏东坡文集》中就有这样的记载：闽广地区很多人染有瘴气（疟疾），有个武将却多年安然无恙，面色红润，腰腿轻快，后来人们发现，他每日五更起坐，两足相对，热摩涌泉穴无数次，以汗出为度。之后，很多人仿效此法，不仅很少得病，而且有多年痼疾的人也不治而愈。涌泉穴养生治病的方法很多，现简介如下。

（1）擦涌泉穴：我国清代第一部外治专著《急救广生集》说："擦足，每晚上床时，用珠算握趾，一手擦足心，如多至千数，少至百数，觉足心热，将足趾微微转动，二足更番摩擦。盖涌泉穴在两足心内，摩热睡下，最能固精融血，康健延寿，益人之功多。"

（2）按涌泉法：用拇指的指腹垂直按压足心涌泉穴，按下片刻后再提起，一按一放，反复进行，以患者能耐受为度。

（3）揉涌泉法：用拇指、示指或中指指端放于足心涌泉穴处，来回按揉，每足心揉 100 次为宜。常用此法能疏通心肾，调整内脏功能；可预防感冒，降低血压，治眩晕、不寐；又可使中老年人步履轻捷、足胫强健，并可促进睡眠，使大小便通畅。

2．太溪　元阴、元阳藏聚的人体母亲河（图2-49）。

【穴位定位】足内侧，内踝后方，内踝尖与跟腱之间的凹陷处。

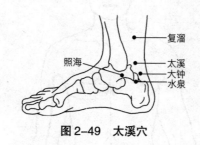

图2-49　太溪穴

【穴位解剖】有胫后动、静脉；布有小腿内侧皮神经，当胫神经之经过处。

【临床主治】头痛，目眩，咽喉肿痛，齿痛，耳聋，耳鸣，咳嗽，气喘，胸痛咯血，消渴，月经不调，不寐，健忘，遗精，阳痿，小便频数，腰脊痛，下肢厥冷，内踝肿痛。

【穴位属性】肾经输穴、原穴。

3．照海　肾水上升的滋阴补肾穴。

【穴位定位】足内侧，内踝尖下方凹陷处。

照海

【穴位解剖】在拇趾外展肌止点；后方有胫后动、静脉；布有小腿内侧皮神经，深部为胫神经本干。

【临床主治】咽喉干燥，痫证，不寐，嗜卧，惊恐不宁，目赤肿痛，月经不调，痛经，赤白带下，阴挺，阴痒，疝气，小便频数，脚气。

【穴位属性】八脉交会穴，通阴跷脉。

十五、手厥阴心包经（保护心主的安心通道）

手厥阴心包经循行：手厥阴心包经从胸走手，主要循行在上肢内侧中间（图2-50）。心包经上的腧穴主要分布于心包经循行所过的胸部、上肢内侧的中间、掌中及指尖。

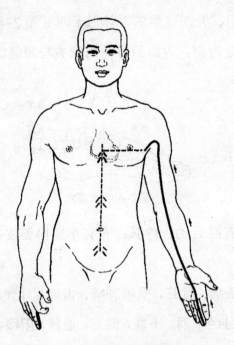

图 2-50　手厥阴心包经循行

手厥阴心包经主治：本经腧穴可主治胸部、心血管系统、精神神经系统和本经经脉所经过部位的病证，如心痛、心悸、心胸烦闷、癫狂、呕吐、热病、疮病及肘臂挛痛等。

1．内关　晕车、晕船时，保健心脏掐按此穴（图 2-51）。

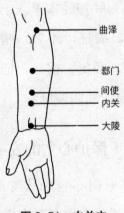

图 2-51　内关穴

【穴位定位】前臂掌侧曲泽与大陵的连线上，腕横纹上 2 寸，掌长肌腱与桡侧腕屈肌腱之间。

【穴位解剖】在桡侧腕屈肌腱与掌长肌腱之间，有指浅屈肌，深层为指深屈肌；有前臂正中动、静脉，深层为前臂掌侧骨间动、静脉；布有前臂内侧皮神经，下为正中神经掌皮支，最深层为前臂掌侧骨间神经。

【临床主治】心痛，心悸，胸痛，胃痛，呕吐，呃逆，不寐，癫狂，痫证，郁证，眩晕，中风，偏瘫，哮喘，偏头痛，热病，产后血晕，肘臂挛痛。

【穴位属性】心包经络穴；八脉交会穴，通阴维脉。

小贴士

伸开手臂，掌心向上，然后握拳并抬起手腕，可以看到手臂中间有两条筋，心包经上的内关穴就在离手腕第一横纹上 2 寸的两条筋之间。内关穴有宁心安神、理气止痛等作用，因此，经常成为中医医治心脏系统疾病以及胃肠不适等病证的首选大穴。因为内关穴十分好找，所以可以作为日常按揉的穴位，无论是走路还是闭目养神，都可以操作，对于调节心律失常有良好作用。需要注意的是，按揉此穴不必用太大力气，稍微有酸胀感即可。

---

2. 大陵　癫痫发作时的紧急救治穴。

【穴位定位】腕掌横纹的中点处，掌长肌腱与桡侧腕屈肌腱之间。

大陵

【穴位解剖】在掌长肌腱与桡侧腕屈肌腱之间，有拇长屈肌和指深屈肌腱；有腕掌侧动、静脉网；布有前臂内侧皮神经、正中神经掌皮支，深层为正中神经本干。

【临床主治】心痛，心悸，胃痛，呕吐，惊悸，癫狂，痫证，胸胁痛，腕关节疼痛，喜笑悲恐。

【穴位属性】心包经输穴、原穴。

小贴士

    大陵穴，别称心主穴、鬼心穴。在掌后大指根部、腕横纹正中两筋间凹陷中。刺激此穴能清心热、散邪火、宁心安神，治心胸痛、心悸、上火口臭等。手法是：医者用手拇指端按揉患者左、右侧大陵穴各36次，也可用磨圆滑的小竹棍或小木棍代替手指端点按穴部，至有放射性发热感为宜。

  3. 劳宫　治神经衰弱、心烦不寐（图2-52）。

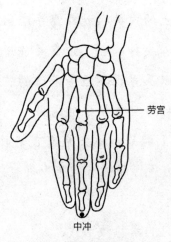

图 2-52　劳宫穴

  【穴位定位】手掌心，第2、3掌骨之间偏于第3掌骨，握拳屈指的中指尖处。

  【穴位解剖】在第2、3掌骨间，下为掌腱膜，第2蚓状肌及指浅、深屈肌腱，深层为拇指内收肌横头的起端，有骨间肌；有指掌侧总动脉；布有正中神经的第2指掌侧总神经。

  【临床主治】中风昏迷，中暑，心痛，癫狂，痫证，口疮，口臭，鹅掌风。

  【穴位属性】心包经荥穴。

小贴士

神经衰弱、心烦不寐，甚至头痛眩晕时，可每天抽出少许时间刮眉、握拳。这两个小动作可以按摩到攒竹与劳宫这两个穴位，一定程度上可缓解烦躁情绪。攒竹穴位于眉毛内侧眉头处，临床上通过按摩此穴可以治疗头痛、眉棱骨痛、目赤肿痛、目视不明、眼睛疲劳等常见疾病。学生眼保健操中有一节就是指压按摩攒竹穴。

劳宫穴位于手掌心，握拳屈指时中指指尖处（第2、3掌骨之间，偏于第3掌骨）。按摩劳宫穴有助于清心火、安心神，临床上用于治疗不寐、神经衰弱等证。采用揉擦方式按压，每穴按压5分钟，每日2～3次。位于手掌心的劳宫穴，也可借助笔帽等钝性物体进行按摩，左、右手交叉进行。这两个小动作简单易行，何乐而不为呢？

4. 中冲　能令肝和肾功能康复。

【穴位定位】手中指末节尖端中央。

【穴位解剖】有指掌侧固有动、静脉所形成的动、静脉网；为正中神经之指掌侧固有神经分布处。

【临床主治】中风昏迷，舌强不语，中暑，昏厥，小儿惊风，热病，舌下肿痛。

【穴位属性】心包经井穴。

小贴士

指甲上除了会出现横纹之外，有时也会出现皱纹。若是你年纪大了，不必大惊小怪；若是你正当盛年，对上述现象则不可忽视。指甲上出现皱纹，表明身体已经老化。年纪不大而身体老化，不是个好现象。如果指甲内皮也出现皱纹，那是甲床变异而不是指甲有皱纹，如果出现这种现象，就该特别留意了。

指甲内皮出现皱纹，显示肝和肾功能衰弱，这可以被视作危险红灯。因为肝和肾具有排泄人体内废物，以及解毒之功能，所以当肝、肾的功能出现衰退现象的时候，就该格外小心。上述两个主要内脏功能不够壮旺的话，废物排泄不爽利，便会引致新陈代谢不良，甚至会引起肝或肾出现水肿。如果发觉中指指甲内皮层出现皱纹，应当立即采取措施，对中指的中冲穴经常进行自摩。用自我按摩方法刺激中冲穴，能令肝和肾功能康复。方法是用另一手的示指和大拇指夹着中指按摩。用力轻柔，次数不限。

十六、手少阳三焦经（环绕耳周的视听气血通道）

手少阳三焦经循行：手少阳三焦经从手走头，主要循行在上肢外侧中间（图2-53）。三焦经上的腧穴主要分布于三焦经循行所经过的手部、上肢外侧中间、肩、颈部、侧头部及面部。

手少阳三焦经主治：本经腧穴主治热病、头面五官病证和本经经脉所过部位的病证，如头痛、耳聋、耳鸣、目赤肿痛、颊肿、水肿、小便不利、遗尿，以及肩臂外侧疼痛等证。

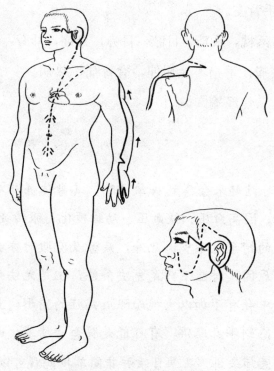

图 2-53　手少阳三焦经循行

1. 中渚　拇指按摩治耳鸣、目眩（图 2-54）。

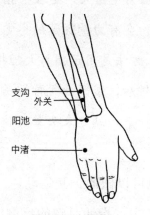

图 2-54　中渚穴

【穴位定位】手背部环指本节（掌指关节）的后方，第 4、5 掌骨间凹陷处。

【穴位解剖】有第 4 骨间肌，皮下有手背静脉网及第 4 掌背动脉，布有来自尺神经的手背支。

【临床主治】落枕，头痛，目眩，目赤，目痛，耳聋，耳鸣，喉痹（咽炎），肩背肘臂酸痛，手指不能屈伸，脊膂痛，热病。

【穴位属性】三焦经输穴。

> **小贴士**
>
> 有的人有时站起来会感到头晕目眩，其身体并非有病，而是身体异常的症状。因高血压、低血压、动脉硬化、眼睛疲劳、内耳症、神经症等引起的情形也不少。此外，疲劳及空腹时亦会发生。查明了造成目眩的原因，对症下药是先决条件，但是无法知道的病因有很多，而且其中会有不加以重视而酿成病症的情形。如果目眩伴头晕发热时，若感到半身麻痹，有可能是脑血管堵塞，必须马上到医院治疗。对于医师来讲，头晕目眩并非简单技能就可以治愈，但是，穴道指压法中有如下的治疗方法。
>
> 治疗头晕目眩的穴位为中渚穴，是在小指与环指指根间下2厘米手背凹陷处，用力按压，会有力量脱落的感觉。此穴位对目眩、站起来头晕目眩会马上见效。方法是用示指与大拇指夹住手掌内侧与外侧，深呼吸后按压，经6秒钟后，缓慢吐气再按压，照比操作，左、右手交替，各做5次。如此一来，站起来头晕目眩即可好转。

2. 阳池　打电话时也可以做的护腕运动。

【穴位定位】腕背横纹中，指伸肌腱的尺侧缘凹陷处。

【穴位解剖】皮下有手背静脉网、第4掌背动脉，布有尺神经手背支及前臂背侧皮神经末支。

【临床主治】腕痛，肩臂痛，耳聋，疟疾，消渴，口干，喉痹。

【穴位属性】三焦经原穴。

3．外关　耳聋，耳鸣，目赤肿痛（图2-55）。

【穴位定位】前臂背侧，阳池与肘尖的连线上，腕背横纹上2寸，尺骨与桡骨之间。

【穴位解剖】在桡骨与尺骨之间，指伸肌与拇长伸肌之间，屈肘俯掌时则在指伸肌的桡侧；深层有前臂骨间背侧动脉和掌侧动、静脉；布有前臂背侧皮神经，深层有前臂骨间背侧及掌侧神经。

【临床主治】热病，偏头痛，颊痛，耳聋，耳鸣，目赤肿痛，胁痛，肩背痛，肘臂屈伸不利，手指疼痛，手颤，胸胁肢痛。

【穴位属性】三焦经络穴，八脉交会穴，通阳维脉。

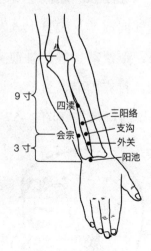

图2-55　外关穴

4．支沟　肠燥型便秘的润滑剂。

【穴位定位】前臂背侧，阳池与肘尖的连线上，腕背横纹上3寸，尺骨与桡骨之间。

【穴位解剖】在桡骨与尺骨之间，指伸肌与拇长伸肌之间，屈肘俯掌时则在指伸肌的桡侧；深层有前臂骨间背侧和掌侧动、静脉；布有前臂背侧皮神经，深层有前臂骨间背侧及掌侧神经。

【临床主治】暴喑，耳聋，耳鸣，肩背酸痛，胁肋痛，呕吐，便秘，热病。

【穴位属性】三焦经经穴。

5. 角孙　偏头痛就找耳后的率谷和角孙（图2-56）。

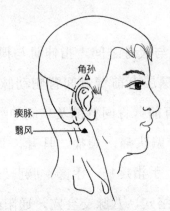

图 2-56　角孙穴

【穴位定位】头部折耳郭向前，耳尖直上入发际处。

【穴位解剖】有耳上肌，颞浅动、静脉耳前支，布有耳颞神经分支。

【临床主治】耳部肿痛，目赤肿痛，目翳，齿痛，唇燥，项强，头痛。

6. 丝竹空　去除鱼尾纹的特效穴（图2-57）。

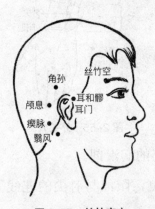

图 2-57　丝竹空穴

【穴位定位】面部眉梢凹陷处。

【穴位解剖】有眼轮匝肌，颞浅动、静脉额支，布有面神经颧眶支及耳颞神经分支。

【临床主治】头痛，目眩，目赤痛，眼睑跳动，齿痛，癫痫。

【临床经验】配丝竹空止牙痛。

十七、足少阳胆经（输送气血的气血通道）

足少阳胆经循行；足少阳胆经过头走足，主要循行在下肢外侧中间（图2-58）。胆经上的腧穴主要分布于胆经循行所过的侧头部、耳后、颈项、侧胸、侧腹部、下肢内中间、足部。

足少阳胆经主治：本经腧穴可主治头面五官病证、神志病、热病及本经脉所经过部位的病证，如口苦、目眩、头痛、颔痛、腋下肿、胸胁痛、缺盆部肿痛、下肢外侧疼痛等。

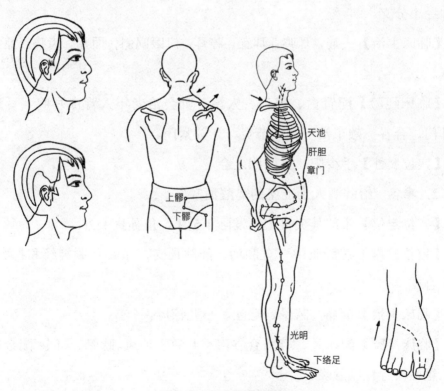

图 2-58 足少阳胆经循行

1. 上关 消除人体第一痛——三叉神经痛（图2-59）。

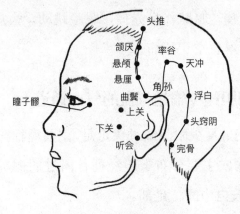

图 2-59　上关穴

【穴位定位】耳前下关直上，颧弓的上缘凹陷处。

【穴位解剖】在颞肌中，有颧眶动、静脉，布有面神经的颧眶支及三叉神经小分支。

【临床主治】头痛，耳鸣，耳聋，聤耳，口眼㖞斜，面痛，齿痛，惊痫，瘛疭。

【临床经验】配肾俞、翳风、太溪、听会治老年人肾虚耳鸣、耳聋，配耳门、合谷、颊车治下颌关节炎、牙关紧闭。

【穴位属性】手少阳、足阳明之会。

2．**率谷**　给醉酒人士准备的"醒酒穴"。

【穴位定位】头部耳尖直上入发际 1.5 寸，角孙直上方。

【穴位解剖】在颞肌中，有颞动、静脉顶支，布有耳颞神经和枕大神经会合支。

【临床主治】头痛，眩晕，呕吐，小儿惊风。

【临床经验】配印堂、太冲、合谷治小儿急慢惊风、眩晕、耳鸣；配合谷、足三里治流行性腮腺炎。

【穴位属性】足太阳、少阳之会。

3．**风池**　缓解眼睛干涩酸胀的眼保健穴（图 2-60）。

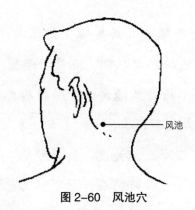

图 2-60 风池穴

【穴位定位】项部枕骨之下，与风府相平，胸锁乳突肌与斜方肌上端之间的凹陷处。

【穴位解剖】在胸锁乳突肌与斜方肌上端附着部之间的凹陷中，深层为头夹肌；有枕动、静脉分支；布有枕小神经分支。

【临床主治】头痛，眩晕，颈项强痛，目赤痛，目泪出，鼻渊，鼻衄，耳聋，气闭，中风，口眼㖞斜，疟疾，热病，感冒，瘿气。

【穴位属性】足少阳、阳维之会。

小贴士

　　风池，属足少阳胆经。风，指穴内物质为天部的风气；池，囤居水液之器也，指穴内物质富含水湿。风池名意指有经气血在此化为阳热风气。本穴物质为脑空穴传来的水湿之气，至本穴后，因受外部之热，水湿之气胀散并化为阳热风气输散于头颈各部，故名风池。

　　定位此穴位的时候应该让患者采用正坐或俯卧、俯伏的取穴姿势，以方便医者准确取穴并能顺利实施相应的按摩手法。风池穴位于人体的后颈部，头后骨下，两条大筋外缘陷窝中，即后脑勺下方颈窝的两侧，由颈窝往外约两拇指即是。根据中医经络学说，风池穴属足少阳胆经，位于颈部耳后发际下凹窝内，主治感冒、头痛、头晕、耳鸣等。每天坚持按摩双侧风池穴，能有效地防治感冒。

具体方法：双手十指自然张开，紧贴枕后部，以两手的大拇指按压双侧风池穴，用力上下推压，稍感酸胀。每次按压不少于 32 下，多多益善，以自感穴位处发热为度。依据经验，无感冒先兆时，按压酸胀感不明显。酸胀感若很明显，说明极易感冒，此时就要勤于按摩，且加大按摩力度。当出现感冒症状，如打喷嚏、流鼻涕时，按摩也有减轻病情的作用。这个防感冒良方效果明显，易患感冒的人可以尝试。

4. 肩井　肩井配肩髃，肩周疾病无处躲（图 2-61）。

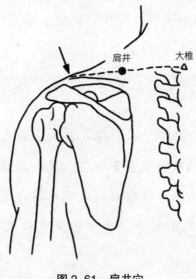

图 2-61　肩井穴

【穴位定位】大椎与肩峰端连线的中点。

【穴位解剖】有斜方肌，深层为肩胛提肌与冈上肌；有颈横动、静脉分支；布有腋神经分支，深层上方为桡神经。

【临床主治】肩背痹痛，手臂不举，颈项强痛，乳痈，中风，瘰疬，难产，诸虚百损。

【穴位属性】足少阳、阳维之会。

5．日月 消除胆囊炎的"壮胆"大穴。

【穴位定位】上腹部乳头直下，第 7 肋间隙，前正中线旁开 4 寸。

【穴位解剖】有肋间内、外肌，肋下缘有腹外斜肌腱膜、腹内斜肌、腹横肌；有肋间动、静脉；布有第 7 或第 8 肋间神经。

【临床主治】胁肋疼痛，胀满，呕吐，吞酸，呃逆，黄疸。

【穴位属性】足太阴、少阳之会，胆经募穴。

6．带脉 还你苗条小蛮腰的瘦腰穴。

【穴位定位】侧腹部，章门下 1.8 寸，第 11 肋骨游离端下方垂线与脐水平线的交点上。

【穴位解剖】有腹内、外斜肌及腹横肌，有第 12 肋间动、静脉，布有第 12 肋间神经。

【临床主治】月经不调，赤白带下，疝气，腰胁痛。

【穴位属性】足少阳、带脉二经之会。

7．环跳 坐骨神经痛就找环跳来止痛（图 2-62）。

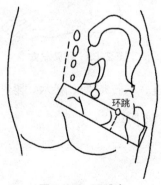

图 2-62 环跳穴

【穴位定位】股外侧部，侧卧屈股，当股骨大转子最凸点与骶管裂孔连线的中、外 1/3 交点处。

【穴位解剖】在臀大肌、梨状肌下缘；内侧为臀下动、静脉；布有臀下皮神经、臀下神经，深部正当坐骨神经。

【临床主治】腰胯疼痛，半身不遂，下肢痿痹，遍身风疹，闪挫腰痛，膝踝肿痛不能转侧。

【穴位属性】足少阳、太阳二脉之会。

8. 阳陵泉　阴阳两泉合并清除胆结石（图 2-63）。

【穴位定位】小腿外侧，腓骨小头前下方凹陷处。

阳陵泉

【穴位解剖】在腓骨长、短肌中；有膝下外侧动、静脉；当腓总神经分为腓浅神经及腓深神经处。

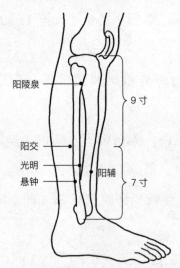

图 2-63　阳陵泉穴

【临床主治】半身不遂，下肢痿痹、麻木，膝肿痛，脚气，胁肋痛，口苦，呕吐，黄疸，小儿惊风，破伤风。

小贴士

　　阳陵泉穴属足少阳胆经腧穴。阳陵泉穴按压常用于治疗胆囊炎、肝炎、便秘、下肢瘫痪、坐骨神经痛等。阳陵泉穴辅助治疗胆囊病有很好的效果,与关冲穴联合应用,效果更好。按摩方法,主要用"按揉法",可连续按揉 2 分钟左右。胆绞痛也可找阳陵泉穴。胆囊炎、胆结石发作时,右上腹可发生剧烈绞痛,患者可用大拇指持续按摩右小腿的阳陵泉穴(位于膝盖斜下方,小腿外侧之腓骨小头稍前凹陷中)2 分钟,即可获得良好的止痛效果。

9. 悬钟 睡个好觉不落枕(图 2-64)。

【穴位定位】小腿外侧,外踝尖上 3 寸,腓骨前缘。

【穴位解剖】在腓骨短肌与趾长伸肌分歧处,有胫前动、静脉分支,布有腓浅神经。

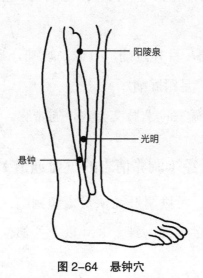

阳陵泉

光明

悬钟

图 2-64 悬钟穴

【临床主治】半身不遂,颈项强痛,胸腹胀满,胁肋疼痛,膝腿痛,脚气,腋下肿。

【穴位属性】八会穴——髓会。

10. 足临泣 疏通肝、胆,回乳有奇功(图 2-65)。

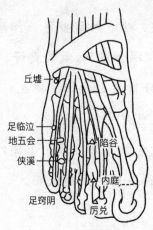

图 2-65　足临泣穴

【穴位定位】足背外侧，足4趾本节（第4趾关节）的后方，小趾伸肌腱的外侧凹陷处。

【穴位解剖】有足背静脉网，第4趾背侧动、静脉；布有足背中间皮神经。

【临床主治】头痛，目外眦痛，目眩，乳痈，瘰疬，胁肋痛，疟疾，中风偏瘫，痹痛不仁，足跗肿痛。

【穴位属性】胆经输穴；八脉交会穴，通带脉。

十八、足厥阴肝经（调养情志的气血通道）

足厥阴肝经循行：足厥阴肝经从足走腹到胸，踝上8寸以下的部位主要循行在下肢内侧的前缘，踝上8寸以上的部位主要循行在下肢内侧的中间，见图 2-66。

足厥阴肝经主治：本经腧穴主治肝胆病证、泌尿生殖系统、神经系统、眼科疾病和本经经脉所过部位的疾病，如胸胁痛、少腹痛、疝气、遗尿、小便不利、遗精、月经不调、头痛目眩、下肢痹痛等证。

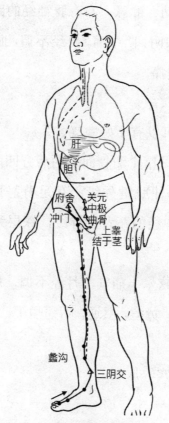

图 2-66　足厥阴肝经循行

1. **大敦**　不抱怨、不生气的养肝穴（图 2-67）。

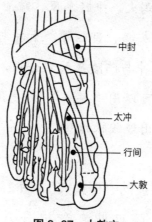

图 2-67　大敦穴

【穴位定位】足大趾末节外侧，距趾甲角 0.1 寸。

【穴位解剖】有足背动、静脉，布有腓神经的趾背神经。

【临床主治】疝气，缩阴，阴中痛，月经不调，血崩，尿血，癃闭，遗尿，淋疾，癫狂，痫证，少腹痛。

【穴位属性】肝经井穴。

2. 太冲　点按太冲可以有个好脾气。

【穴位定位】足背侧，第1跖骨间隙的后方凹陷处。

太冲

【穴位解剖】在跗长伸肌腱外缘；有足背静脉网、第1跖背侧动脉；布有腓深神经的跖背侧神经，深层为胫神经足底内侧神经。

【临床主治】头痛，眩晕，疝气，月经不调，癃闭，遗尿，小儿惊风，癫狂，痫证，胁痛，腹胀，黄疸，呕逆，咽痛嗌干，目赤肿痛，膝股内侧痛，足跗肿，下肢痿痹。

【穴位属性】肝经输穴、原穴。

小贴士

　　太冲穴属足厥阴肝经输穴。传统中医认为，太冲穴具有"疏肝理气、通经活络、清热泻火、平肝息风、疏泄下焦湿热之力。"常用于治疗高血压、闭经、头痛、目眩等。太冲与曲池两穴合用，可以加强降血压的效果。太冲与阳陵泉两穴合用，可以提高辅助治疗肝炎的效果。按摩太冲穴可以用"擦法"，就是用手指在太冲穴前后来回压擦1～2分钟，使出现酸胀的感觉。

3. 章门　治疗黄疸肝炎的"褪黄穴"（图2-68）。

【穴位定位】侧腹部，第11肋游离端的下方。

【穴位解剖】有腹内、外斜肌及腹横肌；有肋间动脉末支；布有第

10、11 肋间神经；右侧当肝下缘，左侧当脾下缘。

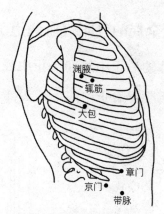

图 2-68　章门穴

【临床主治】腹痛，腹胀，肠鸣，泄泻，呕吐，神疲肢倦，胸胁痛，黄疸，痞块，小儿疳积，腰脊痛。

【穴位属性】脾经募穴，八会穴之脏会。

4. 期门　防治胸胁胀痛的顺气穴（图 2-69）。

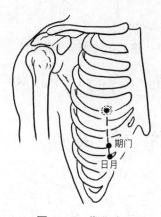

图 2-69　期门穴

【穴位定位】胸部，乳头直下，第 6 肋间隙，前正中线旁开 4 寸。

【穴位解剖】有腹直肌、肋间肌，有肋间动、静脉，布有第 6、7 肋间神经。

【临床主治】胸胁胀满疼痛，呕吐，呃逆，吞酸，腹胀，泄泻，饥不欲食，胸中热，咳喘，奔豚，疟疾，伤寒热入血室。

【穴位属性】肝经募穴。

十九、督脉（统领全局的升阳气血通道）

督脉主要循行在人体的后正中线和头正中线上（2-70）。督脉腧穴分布于督脉循行所经过的骶腰背后正中线上、头部、面部。

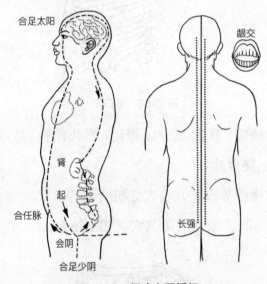

图 2-70　督脉主要循行

本经腧穴主治骶、背、头项、局部病证及相应的内脏疾病、神志病。有少数腧穴有泻热作用。

1. 长强　护理好长强就不得痔疮（图 2-71）。

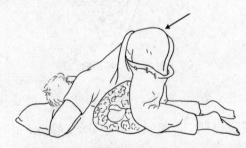

图 2-71　长强穴

【穴位定位】尾骨端下，尾骨端与肛门连线的中点处。

【穴位解剖】在肛尾膈中，有肛门动、静脉分支及棘间静脉丛之延续部；布有尾神经及肛门神经。

【临床主治】泄泻，痢疾，便秘，便血，痔疾，癫狂，脊强反折，癃淋，阴部湿痒，腰脊、尾骶部疼痛。

2. 腰阳关　再也不怕腰痛了（图2-72）。

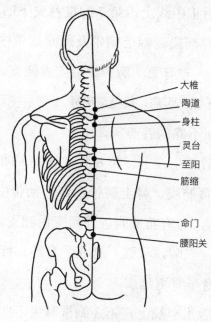

大椎
陶道
身柱
灵台
至阳
筋缩
命门
腰阳关

图 2-72　腰阳关穴

【穴位定位】在腰部，当后正中线上，第4腰椎棘突下凹陷中。

【穴位解剖】在腰背筋膜、棘上韧带及棘间韧带中，有腰动脉后支、棘间皮下静脉丛，布有腰神经后支的内侧支。

【临床主治】腰骶疼痛，下肢痿痹，月经不调，赤白带下，遗精，阳痿，便血。

3. 命门　治疗手脚冰凉、夜尿多的壮阳穴。

【穴位定位】腰部后正中线上，第2腰椎棘突下凹陷中。

【穴位解剖】在腰背筋膜、棘上韧带及棘间韧带中，有腰动脉后支及棘间皮下静脉丛，布有腰神经后支内侧支。

【临床主治】虚损腰痛，脊强反折，遗尿，尿频，泄泻，遗精，白浊，阳痿，早泄，赤白带下，胎屡坠，五劳七伤，头晕耳鸣，癫痫，惊恐，手足逆冷。

4. 至阳　缓解心慌胸闷的"宽心穴"。

【穴位定位】背部后正中线上，第7胸椎棘突下凹陷中。

【穴位解剖】在腰背筋膜、棘上韧带及棘间韧带中，有第7肋间动脉后支及棘间皮下静脉丛，布有第7胸神经后支内侧支。

【临床主治】胸胁胀痛，腹痛，黄疸，咳嗽，气喘，腰背疼痛，脊强，身热。

5. 灵台　治疗忧郁不寐的养心穴。

【穴位定位】背部后正中线上，第6胸椎棘突下凹陷中。

【穴位解剖】在腰背筋膜、棘上韧带及棘间韧带中，有第6肋间动脉后支及棘间皮下静脉丛，布有第6胸神经后支内侧支。

【临床主治】咳嗽，气喘，项强，脊痛，身热，疔疮。

6. 身柱　让孩子身子骨更结实。

【穴位定位】背部后正中线上，第3胸椎棘突下凹陷中。

【穴位解剖】在腰背筋膜、棘上韧带及棘间韧带中，有第3肋间动脉后支及棘间皮下静脉丛，布有第3胸神经后支内侧支。

身柱

【临床主治】身热头痛，咳嗽，气喘，惊厥，癫狂痫证，腰脊强痛，疔疮发背。

7. 陶道　治疗慢性支气管炎的消炎穴。

【穴位定位】后正中线上，第1胸椎棘突下凹陷中。

【穴位解剖】在腰背筋膜、棘上韧带及棘间韧带中，有第1肋间动脉后支和棘间皮下静脉丛，布有第1胸神经后支的内侧支。

【临床主治】热病、疟疾、恶寒发热、咳嗽、气喘等外感病证,骨蒸潮热,癫狂,脊强。

8. 大椎 清除内热的"退烧药"。

【穴位定位】后正中线上,在第 7 颈椎棘突下凹陷中。

【穴位解剖】在腰背筋膜、棘上韧带及棘间韧带中,有颈横动脉分支和棘间皮下静脉丛,布有第 8 颈神经后支的内侧支。

【临床主治】热病、疟疾、恶寒发热、咳嗽、气喘等外感病证;骨蒸潮热;癫狂痫证、小儿惊风等神志病证;项强,脊痛;风疹,痤疮。

9. 风府 专治头痛的祛风穴。

【穴位定位】正坐,头微前倾,后正中线上,入后发际上 1 寸。

【穴位解剖】在项韧带和项肌中,深部为环枕后膜和小脑延髓池;有枕动、静脉分支及棘间静脉丛;布有第 3 颈神经和枕大神经分支。

【临床主治】中风、癫狂痫、癔症等内风为患的神志病证,头痛、眩晕、颈项强痛、目赤肿痛、失音、目痛、鼻衄等内、外风为患者。

【临床经验】中风先兆,配水沟、合谷、中冲;后头项部疼痛,配后溪。

10. 百会 治疗胃下垂的灵验穴(图 2-73)。

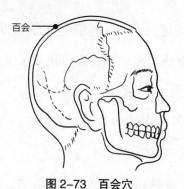

图 2-73 百会穴

【穴位定位】后发际正中直上 7 寸,或头部正中线与两耳尖连线的交点处。

【穴位解剖】在帽状腱膜中，有左右颞浅动、静脉及左右枕动、静脉吻合网，布有枕大神经及额神经分支。

【临床主治】痴呆、中风、失语、瘼疭、不寐、健忘、癫狂痫证、癔症等神志病证，头风、头痛、眩晕、耳鸣等头面病证，脱肛、阴挺、胃下垂、肾下垂等气失固摄而致的下陷性病证。

小贴士

百会穴属督脉腧穴。古说："头为诸阳之会，百会穴是手、足三阳经与督脉的交会穴，又可主治百病，故名百会。"传统中医认为，百会穴具有"清热开窍，健脑宁神，回阳固脱，平肝息风，升阳举陷之功"。百会穴是健脑要穴，经常按摩可以健脑。治疗方面，百会穴常用于治疗头痛、头晕、神经衰弱、痔、脱肛等病证。

---

11. 上星　解除脑疲劳，提高工作效率的"加薪穴"。

【穴位定位】囟会穴前 1 寸或前发际正中直上 1 寸。

【穴位解剖】在左、右额肌交界处，有额动、静脉分支及颞浅动、静脉分支，布有额神经分支。

【临床主治】头痛、目痛、鼻渊、鼻衄等头面部病证；热病，疟疾；癫狂。

【临床经验】阳热鼻衄，按压上星穴可迅速止血；鼻渊流涕，配口禾髎、风府；热盛头痛，配百合、列缺。

12. 神庭　提高学习效率的"聪明穴"。

【穴位定位】前发际正中直上 0.5 寸。

【穴位解剖】在左、右额肌交界处，有额动、静脉分支，布有额神经分支。

【临床主治】癫狂痫、不寐，头痛、目眩、目赤、目翳、鼻渊、鼻衄等头面五官病证，失眠、惊悸等神志病证。

【临床经验】鼻渊不闻香臭，配迎香；前额头痛，配列缺。

13．水沟　接通阴阳二气的急救穴。

【穴位定位】在人中沟的上 1/3 与下 2/3 交点处。

【穴位解剖】在口轮匝肌中，有上唇动、静脉，布有眶下神经的分支及面神经颊支。

【临床主治】昏迷、晕厥、中风、中暑、休克、呼吸衰竭等急危重症，为急救要穴之一；癔症、癫狂痫证、急慢惊风等神志病证；鼻塞、鼻衄、面肿、口㖞、齿痛、牙关紧闭等面、鼻、口部病证；闪挫腰痛。

二十、任脉（掌管生殖的妊养气血通道）

任脉主要循行在人体的前正中线上（图 2-74）。任脉腧穴分布于任脉循行所过的会阴部、腹胸前正中线、颈部、颏部。

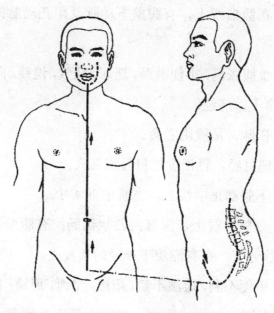

图 2-74　任脉循行

本经腧穴主治腹、胸、颈、头面的局部病证及相应的内脏器官病证，部分腧穴有强壮作用，少数腧穴可治疗神志病。

1. 曲骨 前列腺炎引发的尴尬不再有（图2-75）。

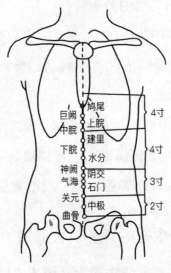

图2-75 曲骨穴

【穴位定位】下腹部前正中线上，耻骨联合上缘的中点处。

【穴位解剖】在腹白线上，有腹壁下动脉及闭孔动脉的分支，布有髂腹下神经分支。

【临床主治】少腹胀满，小便淋沥，遗尿，疝气，遗精，阳痿，阴囊湿痒，月经不调，赤白带下，痛经。

【穴位属性】任脉、足厥阴之会。

2. 中极 调理月经，轻松度过每月那几天。

【穴位定位】下腹部正中线上，当脐中下4寸。

【穴位解剖】在腹白线上，深部为乙状结肠；有腹壁浅动、静脉分支及腹壁下动、静脉分支；布有髂腹下神经的前皮支。

【临床主治】小便不利，遗溺不禁，阳痿，早泄，遗精，白浊，疝气偏坠，积聚疼痛，月经不调，阴痛，阴痒，痛经，带下，崩漏，阴挺，产后恶露不净，胞衣不下，水肿。

【穴位属性】足三阴、任脉之会。

3．关元　肾虚人士最好的"补药"。

【穴位定位】下腹部前正中线上，当脐中下3寸。

【穴位解剖】在腹白线上，深部为小肠；有腹壁浅动、静脉分支及腹壁下动、静脉分支；布有第12肋间神经前皮支的内侧支。

【临床主治】中风脱证，虚劳冷惫，赢瘦无力，少胃痛，霍乱吐泻，痢疾，脱肛，疝气，便血，溺血，小便不利，尿频，尿闭，遗精，白浊，阳痿，早泄，月经不调，闭经，痛经，赤白带下，阴挺，崩漏，阴门瘙痒，恶露不净，胞衣不下，消渴，眩晕。

【穴位属性】足三阴、任脉之会。

4．气海　精力不济，就艾灸气海。

【穴位定位】下腹部前正中线上脐中下1.5寸。

【穴位解剖】在腹白线上，深部为小肠；有腹壁浅动脉、静脉分支及腹壁下动、静脉分支；布有第11肋间神经前皮支的内侧支。

【临床主治】脐腹痛，水肿臌胀，脘腹胀满，水谷不化，大便不通，泻痢不禁，癃淋，遗尿，遗精，阳痿，疝气，月经不调，痛经，闭经，崩漏，带下，阴挺，产后恶露不止，胞衣不下，脏气虚惫，形体赢瘦，四肢乏力。

【穴位属性】肓之原穴。

5．神阙　腹部的问题都可以神阙来解决。

【穴位定位】腹中部脐中央。

【穴位解剖】在脐窝正中，深部为小肠；有腹壁下动、静脉；布有第10肋间神经前皮支的内侧支。

【临床主治】中风虚脱，四肢厥冷，尸厥，风痫，形惫体乏，脐腹痛，水肿臌胀，脱肛，泻痢，便秘，小便不禁，五淋，妇女不孕。

小贴士

脐，位于腹部正中央凹陷处，是新生儿脐带脱落后，所遗留下来的一个生命根蒂组织，属于中医经络系统中任脉的一个重要穴位——神阙穴。神阙穴是全身 361 个穴位中唯一看得见、摸得着的穴位。对神阙穴含义的解释，主要有两种：一种是指神之所舍其中，即生命力所在处；另一种是指神气通行出入的门户，为胎儿从母体获取营养的通道，并维持胎儿的生命活动。人体先天的禀赋与这个穴位关系密切，古人有"脐为五脏六腑之本""元气归脏之根"的说法。肚脐皮薄凹陷，无皮下脂肪组织，皮肤直接与筋膜、腹膜相连，很容易受寒邪侵袭，但同时也便于温养，故神阙穴历来是养生要穴。

按摩脐部可促进胃肠蠕动，有助于消化吸收，大便溏泻者可调，秘结者可通。方法：仰卧，两腿弓起，先以右掌心按于脐部，左掌放于右手背上，顺时针轻轻按摩 36 圈。然后，换左掌心按于脐部，右掌放于左掌手背上，逆时针轻轻按摩 36 圈。每晚睡前空腹，将双手搓热，掌心左下右上叠放贴于肚脐处，逆时针做小幅度的揉转，每次 20～30 圈，也可起到温养神阙穴的作用。经常坚持揉按肚脐，可以健脑、补肾、帮助消化、安神降气、利大小便，加强肝肾的新陈代谢，使人体气血旺盛，对五脏六腑的功能有促进和调整作用，而且可以提高人体对疾病的抵抗能力。

6. 中脘　胃痛时要找的健胃穴。

【穴位定位】上腹部，前正中线上，脐中上 4 寸。

【穴位解剖】在腹白线上，深部为胃幽门部；有腹壁上动、静脉；布有第 7、8 肋间神经前皮支的内侧支。

【临床主治】胃痛，腹胀，呕吐，呃逆，反胃，吞酸，纳呆，食而不化，疳积，膨胀，黄疸，肠鸣，泻痢，便秘，便血，胁下坚痛，虚劳吐血，哮喘，头痛，不寐，惊悸，怔忡，脏躁，癫狂，痫证，尸厥，惊风，产后血晕。

【穴位属性】胃经募穴，八会穴之腑会，手太阳、少阳、足阳明、任脉之会。

> **小贴士**
>
> 刺激中脘穴常用"摩法"和"贴膏法"。"摩法"就是用手掌掌面附着于体表穴位上，进行转动按摩。"贴膏法"是在皮肤擦干净后，取活血止痛药膏半张贴在穴位上，2 天后取下，停 1 天后可再贴（皮肤过敏的人不能用此法）。中脘穴与足三里穴两穴联用，可以提高辅助治疗胃病的效果。

7. 建里　体虚之人最好的温补药。

【穴位定位】上腹部，前正中线上，脐中上 3 寸。

【穴位解剖】在腹白线上，深部为横结肠；有腹壁上、下动静脉交界处的分支；布有第 8 肋间神经前皮支的内侧支。

【临床主治】胃脘疼痛，腹胀，呕吐，食欲缺乏，肠中切痛，水肿。

【临床经验】配内关治胸中苦闷，配水分治肚腹水肿。

8. 巨阙　口腔溃疡不再有。

【穴位定位】上腹部，前正中线上，脐中上 6 寸。

【穴位解剖】在腹白线上，深部为肝；有腹壁上动、静脉分支；布有第 7 肋间神经前皮支的内侧支。

巨阙

【临床主治】胸痛，心痛，心烦，惊悸，尸厥，癫狂，痫证，健忘，胸满气短，咳逆上气，腹胀暴痛，呕吐，呃逆，噎膈，吞酸，黄疸，泻痢。

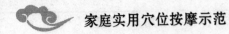

【穴位属性】心经募穴。

9. 膻中　增强心肌供血的强效"救心丸"。

【穴位定位】在胸部，当前正中线上，平第 4 肋间，两乳头连线的中点。

【穴位解剖】在胸骨体上，有胸廓（乳房）内动、静脉的前穿支，布有第 4 肋间神经前皮支的内侧支。

【临床主治】咳嗽，气喘，咯唾脓血，胸痹心痛，心悸，心烦，产妇少乳，噎膈，膨胀。

【穴位属性】心包经之募穴，八会穴之气会。

小贴士

传统中医认为，膻中穴为"宗气之海，善治气病，具有调气降逆、宽胸利膈、清肺化痰、平喘止咳之功。"常用于治疗胸闷、乳腺炎、缺乳、肋间神经痛、咳嗽等病证。膻中穴和天突穴联合，用来辅助治疗咳嗽，效果良好。按摩膻中穴可以用"擦法"，就是用手指在膻中穴上下来回擦 100 下左右，使皮肤发红为度。

---

10. 天突　按摩治疗哮喘最简便（图 2-76）。

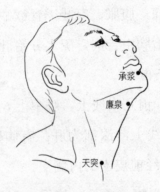

图 2-76　天突穴

【穴位定位】颈部前正中线上胸骨上窝中央。

【穴位解剖】在左、右胸锁乳突肌之间，深层左、右为胸骨舌骨肌和胸骨甲状肌；皮下有颈静脉弓、甲状腺下动脉分支；深部为气管，再向下，在胸骨柄后方为头臂静脉及主动脉弓；布有锁骨上神经前支。

【临床主治】咳嗽，哮喘，胸中气逆，咯唾脓血，咽喉肿痛，舌下急，暴喑，瘿气，噎膈，梅核气。

【穴位属性】阴维、任脉之会。

第三章 经穴按摩临床应用

一、内科病证按摩点穴治疗

1. **感冒** 感冒是指感受风邪，出现鼻塞、流涕、打喷嚏、咳嗽、头痛、恶寒发热、全身不适等症状的一种常见外感病。

感冒分为普通感冒和流行性感冒。普通感冒是由鼻病毒、冠状病毒等多种病原体引起的急性上呼吸道感染，临床上主要有以下症状，包括鼻塞、流涕、打喷嚏、头痛、发热等。普通感冒大部分由病毒（100多种，以鼻病毒、冠状病毒最常见）感染引起，部分为细菌感染所致，病毒感染者治疗不及时常会合并细菌感染。当人体有受凉、淋雨、过度疲劳等诱发因素，使全身或呼吸道局部防御功能降低时，则原已存在于呼吸道的或从外界侵入的病毒（或细菌）可迅速繁殖，引起本病。本病虽多发于初冬，但任何季节均可发生。普通感冒呈散发性，一般不引起流行，起病较急，早期症状有咽部干痒或灼热感、打喷嚏、鼻塞、流涕，开始为清水样鼻涕，2～3日后变稠，可伴有咽痛，一般无发热及全身症状，或仅有低热、头痛。一般经5～7日痊愈。

流行性感冒简称"流感"，主要是由流感病毒所致的急性上呼吸道传染病。流感病毒分为甲、乙、丙三型，其中甲型抗原极易发生变异，因此，流感大流行均由甲型病毒引起。乙型和丙型呈局部小流行或散发。流行性感冒常有明显的流行季节，以冬、春季节较多，主要是通过与患者接触时经空气飞沫感染。流行性感冒多起病急，全身症状较重，高热、全身酸痛、眼结膜炎症状明显，但鼻咽部症状较轻。

流感对人体的潜在危害要远远大于普通感冒。流感可引发身体多系统病变，包括中耳炎（耳道感染）、鼻窦炎、支气管感染、心肺疾病的恶化、充血性心力衰竭和哮喘等。

【按摩点穴治疗】

治则：宣肺、解表、散邪。

取穴：印堂、太阳、迎香、风池、合谷、上迎香、大椎、肩井、曲池、足三里。

操作：患者取坐式，老年体弱者可取仰卧式，闭目，全身放松。先在大椎、风池、曲池、合谷采用点按法、揉法操作，每穴1～2分钟，然后拿肩井1～2分钟。头痛者加捏印堂、揉太阳；鼻塞不通者加揉上迎香、迎香；体温高者加捏大椎、揉曲池，每穴1～2分钟，每日1～2次。

小贴士

水沟穴涂清凉油能治疗感冒。清凉油是一种常用的保健用品，可别小看它，在防治感冒上，有着独特的功效。具体方法：将双手洗干净，用手指取少许清凉油，涂抹于双侧鼻孔下水沟穴及鼻孔内侧的黏膜上，每日用3～4次即可。每次用药后，鼻孔周围的皮肤都有清凉的感觉，鼻子可嗅到清香之气，人也会感觉轻松舒爽，精神倍增，正进邪退，感冒之邪就此却步。此法防感冒效果和缓，无毒性，也不会刺激胃肠道，所以特别适合老年人和儿童使用。

【疾病禁忌】

（1）大蒜、大葱、姜、食醋等，都是预防感冒的常用调味品。如周身酸痛、咳嗽，可服调和营卫之方（梨、枣、姜、冰糖共煮水冲鸡蛋），早、晚各 1 次，服后休息。或服葱白、姜汤以发汗驱散风寒，一般表证即可解除。如症状较重，要早用药控制病情发展。但并非所有调味品皆宜于感冒患者，如咖喱粉、胡椒粉、鲜辣粉、芥子末等调味品，用之菜肴中，食物虽鲜美可口，但这些调味品都具有强烈的刺激性，对呼吸道黏膜不利，刺激黏膜使之干燥、痉挛，引起鼻塞、呛咳等证，加重感冒患者的症状，感冒时最好不要食用。

（2）感冒后禁忌喝酒。感冒既常见，也多发。有的人患了感冒后，不到医院就诊，而采取一些不正确的方法进行治疗，譬如喝酒，不仅使感冒病情加重、持续时间延长，而且易引起旧病复发或诱发新病，危害健康甚至危及生命。有的人认为，感冒后饮酒有利疾病恢复，实则这是一个非常错误的认识。因为伤风感冒是上呼吸道炎症的反应，感冒时喝酒会加重黏膜血管扩张充血，使呼吸道分泌物增多，病情进一步加重，如同雪上加霜，拖延治愈时间。因此，感冒时喝酒不仅无益，反而有害。另外感冒患者本身抵抗力低下，需要静心怡养，养精蓄锐，减少消耗，以抵抗病毒，这样才有利于早日康复。

（3）感冒多汗忌食大葱。葱不但是厨房必备调料，也是食疗佳蔬，葱的杀菌作用来自的挥发油和辣素，特别是葱白部分，含量比葱叶高五倍以上。在食疗上大葱被中医列为解表食物，这是因为其走窜性强，易开腠发汗，适宜于感冒无汗的患者食用。如果感冒汗多由于表虚营卫不固，服食后则会加重出汗的病情，所以中医认为感冒多汗应禁食大葱。

2. 慢性支气管炎　慢性支气管炎是以咳嗽、咳痰，或伴有喘息及反复发作的慢性过程为主要症状，少数人是由急性支气管炎未治愈而转为慢性支气管炎，大多数是隐潜发病。主要病因有细菌感染、刺激性烟雾、粉尘、大气污染、寒冷刺激、花粉过敏等，尤其是长期吸烟者，该病发病率较不吸烟者高 2～8 倍，吸烟时间越长、量越大，患病率越高。本病多发生在中老年人，男性多于女性，病情发展缓慢，严重时可并发阻塞性肺气肿甚至慢性肺源性心脏病，是一种危害身体健康的常见病。本病属中医学"咳嗽"范围，认为因外感风寒、风热、疫毒等致肺失宣降引起。

【按摩点穴治疗】

治则：宣肺、止咳、祛痰。

取穴：中府、肺俞、尺泽、列缺、鱼际、丰隆。

操作：用拇指指腹重按中府、肺俞，每穴约30秒钟，放松10秒钟后再按，一按一松，反复按压10余次，至局部出现胀感为止；用拇指指端用力扪按尺泽，约20秒钟，放松数秒钟后再次扪按，逐渐加大力量，一按一松，反复按压数十次，至局部出现酸重感为止；用中指或示指指尖用力切（掐）按列缺、鱼际，每穴2～3分钟，至局部出现胀感为止；用拇指指腹置于丰隆上，其余四指置于小腿肚上做捏按，用力须重，捏按30秒钟后放松10秒钟，反复捏按10余次，直至局部出现酸胀感为止。每日1次。

【疾病禁忌】

（1）气管炎患者禁忌食用蚌肉：蚌肉性大凉，味甘、咸，慢性支气管炎咳痰色白多沫，多为寒痰伏肺，寒性食物均当忌之。正如《本草衍义》所言：多食发风，动冷气。

（2）气管炎患者禁忌食用蚬肉：蚬肉为性寒之物。《本草拾遗》中指出：多食发嗽及冷气。老年慢性支气管炎属寒饮咳喘者忌之。

（3）气管炎患者禁忌食用螃蟹：螃蟹性大凉，热病可食，寒证当忌。清代食医王孟英曾告诫：中气虚寒，时感未清，痰嗽便泻者，均忌。老年咳喘之人，多属寒痰为患，故当忌食。

（4）气管炎患者禁忌食用蛤蜊：蛤蜊性寒，味咸，大凉之物。《医林纂要》中说它功同蚌蚬。不仅脾胃虚寒之人不宜多服，寒痰咳喘的慢性支气管炎患者也当忌之。

（5）气管炎患者禁忌食用螺蛳：螺蛳性寒，味甘，有清热作用。《本草汇言》中说：此物体性大寒，善解一切热瘴，因风、因燥、因火者，服用见效甚速。但慢性支气管炎咳嗽痰多色白者，均为寒痰为患，食之益增其寒，故当忌之。

3. 支气管哮喘　哮喘是一种常见的呼吸道疾病，被世界医学界公认为四大顽症之一，被列为十大死亡原因之最。在我国有 2500 多万人患有此病。它是严重危害人们身心健康的一种疾病，而且难以得到根治。在临床分类上，中医将支气管哮喘分为热性与寒性哮喘。热哮者呼吸急促，喉中有哮鸣音，咳痰浊黄胶黏而稠，排吐不利，胸膈烦闷不安，面赤自汗，口渴喜饮，舌质红，苔黄腻，或兼有头痛、发热、有汗等症状。寒哮者呼吸急促，喉中有痰鸣声，咳痰清稀而少，色白呈黏沫状，胸膈满闷如窒，面色晦滞带青，口不渴，或渴喜热饮，舌苔白滑，或兼有头痛恶寒、发热无汗之证。本病属中医学"哮证""喘证""痰饮"范畴。认为因宿痰内伏于肺，复外感风寒、饮食不当、情志不畅等诱因而致痰气交阻，气道不利，肺气升降不利引起。当发作时，痰随气动，气因痰阻，相互搏击，阻遏气道，肺气上逆而致哮喘发作。

【按摩点穴治疗】

治则：涤痰化瘀、止咳平喘、解痉脱敏。

取穴：压痛点在中府、天府、尺泽等穴处寻找 1～2 个；膻中、定喘、肺俞、尺泽、关元。

操作：

（1）急性发作期：以拇指或示指强压痛点，用力由轻到重，至症状缓解止（一般 3～5 分钟）。休息片刻，再用轻手法揉压各 3 分钟。1 次即有效。

（2）缓解期：用拇指指腹轻轻扪按膻中 2～3 分钟，然后改用揉法轻轻揉按该穴 1～2 分钟，至局部出现胀感为止；再用拇指指腹用力扪按定喘、肺俞，每穴 30 秒钟，后放松 10 秒钟，一按一松，反复数十次，至局部出现胀重感为止；用拇指指端用力扪按尺泽，约 20 秒钟，放松数秒钟后再次扪按，逐渐加大力量，一按一松，反复按压数十次，至局部出现酸重感为止；用拇指指腹扪按关元，用力宜较轻，或与揉法结合进行，持续按压 1～2 分钟，至局部出现轻微胀感即可。每日或隔日治疗 1 次。

【疾病禁忌】

（1）哮喘病有许多禁忌，其中之一是忌多盐。高盐饮食会增加气管的过敏反应，加重哮喘症状。因为支气管的高反应性，能通过低盐饮食得到缓解。而高敏感的支气管平滑肌"对钠是可渗透的"，而钠对支气管收缩的作用以及它对血管收缩和血压的作用，可能基本类似。另外中医认为，盐性寒，味咸。《别录》中说："多食伤肺喜咳。"《本草衍义》认为："病嗽者，宜全禁之。"明·李时珍也告诫："喘嗽者，盐为大忌。"因其咸寒，所以，寒哮之人以及民间所谓的"咸哮"患者，尤当忌之。由此可见哮喘患者，除了要听从医嘱下决心戒烟，日常饮食宜以清淡为主，尤其是合并肺源性心脏病患者，更应控制食盐的摄入量。

（2）哮喘禁忌食用肥肉。俗话说"鱼生火，肉生痰，青菜豆腐保平安"。这其中的一个说法就是支气管哮喘患者有另外一忌，即肥肉少食为佳。因为食用肥肉过多，不但使人肥胖，而且易生痰湿。现代营养学认为，肥腻肉类会使血液中的酸性增加，影响人体中的异体蛋白转化为"胺"的能力，这正是诱发哮喘的过敏原因之一。所以历代中医主张该病忌食羊肉、鹅肉、肥肉是有原因的，尤其是不要过量食用。

（3）哮喘禁忌食用海鲜。螃蟹性大凉，味咸，民间视之为发物。《本草衍义》中就指出："此物极动风，体有风疾人，不可食。"支气管哮喘之人，不宜服食，寒性哮喘者尤禁。蚌肉性寒，味甘、咸，是为大凉食物。《本草衍义》中也说："多食发风，动冷气。"所以，支气管哮喘属中医寒哮者，切忌食之。蚬肉性味与蚌肉相同，均属寒凉之物，《本草拾遗》中记载："多食发嗽及冷气。"寒性支气管哮喘者服食宜慎。《饮膳正要》中认为蛤蜊"性大寒"。《医林纂要》亦云："功同蚌蚬"，寒性支气管哮喘之人，忌食生冷性凉之物，蛤蜊性大寒，亦在忌食之列。

4. 原发性高血压（高血压病） 原发性高血压又称高血压病，是一种以动脉血压增高为主的临床综合征。按照世界卫生组织建议使用的血压标准是：凡正常成年人收缩压应小于或等于 140mmHg（18.7kPa），舒张压小于或等于 90mmHg（12kPa）。如果成年人收缩压大于或等于 160mmHg（21.3kPa），舒张压大于或等于 95mmHg（12.7kPa）为高血压；血压值在上述两者之间，亦即收缩压在 141～159mmHg（18.9～21.2kPa），舒张压在 91～94mmHg（12.1～12.5kPa），为临界高血压。诊断高血压时，必须多次测量血压，至少有连续两次舒张期血压的平均值在 90mmHg（12.0kPa）或以上才能被确诊为高血压。仅一次血压升高者尚不能确诊，但需随访观察。高血压可分为原发性和继发性两类。原发性高血压是指病因尚未十分明确的高血压。由其他已知疾病所致的血压升高，则称为继发性或症状性高血压。本病属中医学"眩晕""头痛"范畴。认为由阴精不足，阴不制阳，肝阳上亢，蒙蔽清窍所致。按摩点穴疗法治疗高血压可取得较好的疗效，尤其对于 1 型、2 型高血压。继发性高血压患者要积极治疗原发病。

【按摩点穴治疗】

治则：滋肾平肝，镇肝潜阳。

取穴：印堂、太阳、头维、率谷、风池，中脘、神阙、气海，肾俞、命门、涌泉。

操作：

（1）患者取坐位，先从印堂到太阳，太阳到率谷，率谷到风池进行推压数次后，再揉压、点按上述有关穴位。

（2）揉压、点按中脘、神阙、气海穴，每穴1～2分钟。

（3）横擦腰部肾俞至命门部位，以透热为度，揉、点涌泉1～2分钟，每日1次。

【疾病禁忌】

（1）原发性高血压患者忌过量饮酒：饮酒可使心率增快，血管收缩，血压升高，还可促使钙盐、胆固醇等沉积于血管壁，加速动脉硬化。大量、长期饮酒，更易诱发动脉硬化，加重高血压。因此，高血压病患者应戒酒。同时研究显示，饮酒是原发性高血压的主要病因之一，尤其是重度酗酒者（每天至少喝两次）更易患高血压，这就意味着有高血压的人每天喝酒应该少于两次，空腹喝酒更会增加高血压的概率。所以，已有高血压或其他心血管疾病时一定要戒酒。已有饮酒习惯的成年人，应限制饮酒量，每天白酒最好不超过一两，原发性高血压患者节假日或亲友相会时，可适量饮些低度酒。

（2）原发性高血压患者忌过量吃狗肉：用狗肉烹调的菜肴瘦而不腻，香味浓郁，容易消化和利于吸收。冬季食用狗肉可使虚劳肾亏、脾胃虚寒、气血不足等状况得到改善；对老年人体弱虚寒、胸腹胀满、膝软弱、手足不温、腰膝冷痛，以及肾虚阳痿、早泄、遗精、性冷淡、遗尿等尤为有效。所以得到部分高血压患者的欢迎，但高血压病患者忌过量食用，这是因为高血压病大部分属阴虚阳亢性质，狗肉温肾助阳，能加重阴虚阳亢型高血压的病情。其他类型的高血压，或为肾阳虚、虚阳上扰、痰火内积、瘀血阻络等，食用狗肉或躁动浮阳、或加重痰火、或助火燥血，均于病情不利。所以，不宜过量食用。

（3）原发性高血压患者忌过量喝浓茶：生活中有许多高血压患者有喝浓茶的习惯，但喝浓茶确实不利于高血压病患者身体健康。因为饮浓茶与吸烟、饮酒、喝咖啡一样是引起血压升高不可忽略的因素，尤其是饮茶量大且爱饮浓茶的人群。经临床观察，饮浓茶可使血压升高，这可能与茶叶中含有咖啡碱等活性物质有关。在日常生活中有些人饮茶后会头晕、头痛，这也许是血压升高的缘故。另外过量喝浓茶能加重心脏负担，产生胸闷、心悸等不适症状。

（4）原发性高血压患者忌过量喝鸡汤：鸡汤的营养价值很高，是许多人喜欢的食物，但高血压患者却不宜过量食用，因为过量喝鸡汤会使胆固醇和血压增高。经常喝鸡汤，除引起动脉硬化外，还会使血压持续升高，下降困难。而长期高血压，又可引起心脏的继发性病变，如心肌肥厚、心脏增大等高血压心脏病。因此，鸡汤不能盲目地作为高血压患者的营养品，特别是患有较重高血压的人，如果长期过量饮用，只会进一步加重病情，对身体有害无益。

（5）原发性高血压患者忌滥补人参：民间认为，"人参为百补之王，功参天地"，但却并非百无禁忌，更不能因为它大补元气而服用过量而产生祸端。因为高血压患者大多属中医所说的肝阳上亢之类，这类患者服用人参后易引起脑血管意外，所以不主张使用。但虚寒的原发性高血压患者可在医师指导下用人参适量滋补，不过用量宜少。从现代医学来看，当收缩压＞170mmHg 时，无论哪一型高血压病患者均不宜服用人参。当然不同种类的人参其作用机制也不完全一样。一般来说，西洋参药性凉，多用于热证，可用于血压增高、便秘等；而人参性温，适用于寒证，其中生晒参为清补之品，主要用于气阴两虚的证候和症状。但不论哪种情况，高血压患者吃人参都需要征求医师的意见，否则有可能因补引祸。

附：低血压

目前，低血压还缺乏统一的诊断标准。一般认为，成年人动脉血压＜ 90/60mmHg 为低血压（老年人动脉血压＜ 100/60mmHg 即为低血压）。由于血压偏低，血流缓慢，脑部血管和心脏冠状动脉血流量减少，造成供血不足而引起缺血、缺氧，病情轻微者表现为头晕、头痛、食欲缺乏、疲劳、脸色苍白、消化不良、晕车船等；严重者可见直立性眩晕、四肢冷、心悸、呼吸困难、共济失调、发音含糊，甚至昏厥，需长期卧床。低血压常见于以下三种情况。

（1）体质性低血压：多见于 20 ～ 50 岁的妇女和老年人，轻者可无任何症状，重者出现精神疲惫、头晕、头痛，甚至昏厥。一般认为与遗传和体质有关。

（2）体位性低血压：是患者从卧位到坐位（或直立位时），或长时间站立时血压下降超过 20mmHg，并伴有明显症状，如头晕、目昏、乏力、恶心、认识功能障碍、心悸。体位性低血压可由疾病（如多系统萎缩、糖尿病、帕金森病、多发性硬化、更年期综合征等）、药物（如降压药、利尿药、催眠药、抗精神抑郁药等）、久病卧床、体质虚弱引起。

（3）继发性低血压：由某些疾病或药物引起，如脊髓空洞症、风湿性心脏病、降压药、抗抑郁药、慢性营养不良、血液透析等。

本病属中医学"眩晕""虚劳""厥证"范畴,轻者属"眩晕",重者属"厥证"。认为多因素体虚弱，气阴不足所致。

【按摩点穴治疗】

治则：补气养血，补肾健脾。

取穴：内关、百会、足三里、气海、膈俞、脾俞、肾俞。

操作：用拇指指尖置于内关上、示指指尖置于外关处，两指用较重力相对切按，每隔 30 秒钟放松 1 次，反复切按 3 ～ 5 分钟；用拇指指腹揉按百会，用力中等，持续按揉 3 ～ 5 分钟；用中指指端，扪按足三里，用较重力，每隔 30 秒钟放松 1 次，反复扪按 3 ～ 5 分钟；用拇指指腹揉按气海，用力中等，持续揉按 2 ～ 3 分钟；将五指撮合成梅花指状，用中等力量，叩击膈俞、脾俞、肾俞，各持续叩击 2 ～ 3 分钟。上法施术时，均至有胀重或酸胀感为宜。每日 1 次。

小贴士

低血压患者轻者如无任何症状，无需治疗。积极参加体育锻炼以改善体质，运动量要逐渐增加，不能操之过急，但要持之以恒。起床时目眩头晕严重，甚至昏倒者，起床前应先稍微活动四肢，搓面，揉腹；起床时先至坐位片刻，再慢慢下床呈立位。生活要有规律，饮食要营养丰富，低血压饮食宜荤素搭配。龙眼肉、莲子、大枣、桑葚等，具有健神补脑之功，宜经常食用，增强体质；由失血及月经过多引起的低血压，应注意进食提供造血原料的食物，如富含蛋白质、铜、铁元素的食物——肝类、鱼类、奶类、蛋类、豆类，以及含铁多的蔬菜、水果等，有助于纠正贫血。低血压患者宜选择高钠（食盐每日宜 12 ～ 15 克）、高胆固醇的饮食，如动物脑、肝、蛋黄、奶油、鱼子等，使血容量增加，心排血量也随之增加，动脉紧张度增强，血压将随之上升。忌食生冷及寒凉、破气食物，如菠菜、萝卜、芹菜、冷饮等。

5. **冠状动脉粥样硬化性心脏病** 冠心病是冠状动脉性心脏病的简称，是一种由于冠状动脉固定性（动脉粥样硬化）或动力性（血管痉挛）狭窄或阻塞，发生冠状动脉循环障碍，引起心肌氧供需失衡而导致心肌缺血、缺氧或坏死的一种心脏病，亦称缺血性心脏病。冠心病主要表现为心绞痛、心律失常、心力衰竭，可能猝死。心电图、心肌酶测定、放射性核素检查和冠状动脉造影能进一步明确诊断。控制血压、血脂、体重和戒烟能有效防止冠心病的发生和发展。可以说，目前冠心病已是"人类健康第一杀手"，已成为中老年人疾病的第一致死原因。据统计，每100位40岁以上的中国人就有4～7人是冠心病患者，且患病率随着年龄增长而增高，因而冠心病也是我国中老年人最常见的一种心血管疾病。就全世界而言，半个世纪以来，冠心病已成为威胁人类健康最严重的疾病之一。根据世界卫生组织（WHO）1990年公布的资料，美国总死亡人数中，24.7％死于冠心病，约有50余万人；患心肌梗死的人数每年达100余万。冠心病在临床上可表现为心绞痛、心肌梗死、无症状性心肌缺血、心力衰竭和心律失常、猝死5种类型。以下按摩点穴治疗仅作为疾病发作时在没有治疗条件情况下应急或平时预防，一旦发病应积极治疗。

【按摩点穴治疗】

治则：行气活血，通经止痛。

取穴：压痛点（在至阳、心俞、膈俞等穴处及其附近寻找），至阳、心俞、膈俞、内关、神门、足三里、太冲、涌泉。

操作：

（1）发作时，先在至阳、心俞、膈俞穴等处及其附近寻找压痛点，后用拇指适当用力按揉压痛点，逐渐用力，直至缓解。

（2）平时，用拇指按揉心俞、膈俞、至阳各2～3分钟；用拇指按揉内关100次，用中指点按神门50次；用拇指按揉足三里、太冲各50～100次；按揉并搓擦涌泉，以热为度。每日1次。

【疾病禁忌】

（1）冠心病患者禁忌食用高脂食物：生活中食用大量的脂肪对于冠心病的形成与发展有极为有害的影响，日常脂肪的摄入应限制在总热量的 30% 以下，并且要以植物脂肪为主，应忌用或少用全脂乳、奶油、蛋黄、肥猪肉、肥羊肉、肥牛肉、内脏、黄油、猪油、牛油、羊油、椰子油，尤其是要禁忌食用高胆固醇食物。流行病学调查表明，年龄在 45 ~ 60 岁，血胆固醇增高者要比血胆固醇正常者心脑血管发病率高出 4 倍半。因此，防治血胆固醇增高，对降低冠心病的发病率有着积极的意义。而人体内的脂类物质——胆固醇，其中一部分来自食物，一部分是身体内合成。限制食用高脂食物是防治冠心病的一个重要方法。

（2）冠心病患者禁忌食用高盐食物：目前普遍认为，钠摄入量对促进冠心病的发展起着一定的作用。生活中限制盐，对冠心病合并高血压者尤为重要，食盐的摄入量每天控制在 5 克以下。可随季节活动量适当增减。例如，夏季出汗较多，户外活动多，可适当增加盐的摄入量。冬季时，出汗少，活动量相应减少，应控制盐的摄入量。因此，对已患有冠心病的患者，限制食盐可作为一种非药物性治疗手段，并且要长期坚持。

（3）冠心病患者禁忌食用高蛋白质食物：蛋白质是维持心脏功能必需的营养物质，能够增强抵抗力，但摄入过多的蛋白质对冠心病患者不利。因蛋白质不易消化，能够加快新陈代谢，增加心脏的负担。有学者观察，过多地摄入动物蛋白，反而会增加冠心病的发病率，所以动物蛋白质摄入应适量，应选用牛奶、酸奶、鱼类和豆制品，对防治冠心病有利。

（4）冠心病患者禁忌过量饮用浓茶：茶是当前世界上最好的保健饮料，饮茶不仅能增进营养，而且能预防多种疾病，尤其冠心病和动脉粥样硬化等。茶叶中所含的维生素 C、维生素 E 的量比一般水果高出 5 ~ 25 倍。茶多酚和茶碱等成分能改善微血管壁的渗透性，有效地增强血管的抵抗能力，起到生物氧化剂的作用，防止血管壁物质的过氧化作用，从而防止血管硬化。在我国古代医学文献中也有许多饮茶治疗冠心病的记载，如《兵部手集方》说："久年心痛，十年五年者，煎湖茶，以头醋和匀，服之良。"但需要注意的是冠心病患者禁忌饮用浓茶，因为浓茶可兴奋大脑，加快心跳，或导致失眠，有损身体健康。由此可见，冠心病患者宜喝淡茶，忌喝浓茶，尤其是忌过量饮用。

6. 心律失常　正常心律起源于窦房结，频率每分钟 60 ～ 100 次。窦房结冲动经正常房室传导系统顺序激动心房和心室，冲动经束支及其分支 / 浦肯野纤维到达心室肌的传导时间也恒定。心律失常指心律起源部位、心搏频率与节律，以及冲动传导等任一项异常。心律失常的病因较为复杂，常见的有冠心病、风湿性心脏病、心肌病、高血压心脏病、肺源性心脏病等，以及电解质紊乱或内分泌失调、麻醉、低温、胸腔或心脏手术、药物作用和中枢神经系统疾病等。心律失常的临床表现多样，有些心律失常患者无任何不适，只有心电检查异常，有些患者仅有轻度不适，如偶感心悸等，而有些则病情较重，发作时有头昏、眼前黑蒙、晕厥，甚至死亡。本病属中医学"惊悸""怔忡""眩晕""厥证"范畴，认为多因痰浊、瘀血、气滞等使气机逆乱导致心神不安，或因气血阴阳之虚损使心失所养所致。按摩点穴治疗特别适用于心动过速或心动过缓者，有调整心律和心率的作用。

【按摩点穴治疗】

治则：行气调神定惊。

取穴：内关、神门、三阴交、郄门、大陵、劳宫、心俞。

操作：先用拇指指尖置于内关上，其余四指置于该穴背面，拇指用力切（掐）按，按压时间不少于 2 分钟，以局部有明显酸胀感或心律有所恢复为宜。再用拇指指腹置于三阴交上，示指指腹置于该穴对侧，拇指、示指相对捏按，用力宜稍重，持续捏按 30 秒钟，放松 10 秒钟后再次捏按，可反复捏按 10 余次，以局部有明显酸胀感为止。然后用拇指指腹置于心俞上，用重力扪按 10 ～ 20 秒钟，放松数秒钟后再次扪按，用力逐渐加重，可反复扣按 7 ～ 10 次，直至局部出现明显胀感为止。神门、郗门、大陵、劳宫四穴的治法与内关穴相同，但按压时间约为 1 分钟。每日 1 次。

【疾病禁忌】

（1）减少咖啡因的摄入：专家认为，每天摄入少量咖啡因（不超过 300 毫克，大约等于 3 杯煮好咖啡中的咖啡因含量），不会引起严重的心脏问题；但如果超过这个饮用量，就有可能引发心律失常。

（2）减少酒的饮用量：酗酒带来的危害是显而易见的，酗酒者不但比普通人更有可能患心律失常，而且由于患严重心律失常而发生猝死的概率，也比普通人要高出许多。即使是适量饮酒（每天不超过 1 ～ 2 杯，150 毫升 / 杯），也有可能大量消耗人体内镁和钾的储备，从而增加出现心律失常状况的可能性。心血管专家建议，心律失常患者应遵医嘱调整自己的饮食习惯和生活方式，如减少酒和咖啡的摄入量、不熬夜、不参加狂欢派对等。

7．中风后遗症　中风是中医学对急性脑血管疾病的统称。它是以猝然昏厥，不省人事，伴发口眼㖞斜、语言不利、半身不遂，或无昏厥而突然出现半身不遂为主要症状的一类疾病。患中风后，大部分患者都遗留偏瘫、语言不利、肢体麻木、无力僵硬和痉挛、大小便失禁等后遗症。中风包括西医的脑出血、蛛网膜下腔出血、脑梗死、脑血栓、短暂性脑缺血发作等。我国中风患病率在每 10 万人口中有 429 ～ 620 例。以我国总人口数 13 亿计算，则中风患者有 557 万～ 806 万人，数字十分惊人。每年新发完全性脑中风 120 万～ 150 万人，死亡 80 万～ 100 万人，中风后存活的患者 60%～ 80% 有不同程度的残疾，而且有中风病史的患者有1/4 ～ 3/4 可能在 2 ～ 5 年复发，中风在我国不少地方已成为威胁中老年人的第一死因。即使经过积极抢救而幸存者，也约有 1/2 患者会出现不同程度的后遗症，如半身不遂、口㖞眼偏、讲话困难等。本病属中医学"中风"

范畴，认为因湿痰内盛、气虚火盛以致肝阳上亢、肝风内动、痰瘀阻络所致。

【按摩点穴治疗】

治则：行气活血，疏通经络。

取穴：按患病部位取穴，腰背及下肢取天宗、肝俞、胆俞、脾俞、肾俞、环跳、阳陵泉、委中、承山、风市、殷门、伏兔、膝眼、解溪；上肢取肩髃、曲池、手三里、合谷；头面部取印堂、睛明、太阳、角孙、风池、肩井。

操作：

（1）腰背及下肢的操作：患者取俯卧位，医者在患者的体侧进行操作。在患者的腰背部相关穴位进行点、叩，接着揉压臀部及下肢后侧，揉、点、叩有关穴位，最后运拉下肢，做髋、膝关节的屈伸动作。俯卧位治疗后，令患者取仰卧位，揉、压患侧的大腿前面、小腿的腓侧，接着用一指掸、点、扣有关穴位。最后运抬下肢，做髋、膝关节的屈伸活动。

（2）上肢的操作：患者取坐位，医者站在患者的体侧。先揉、压肩部，揉捏上肢，接着揉、点、叩上述穴位，最后摇肩关节，运拉肘、腕关节，使其屈伸。

（3）头面部的操作：患者取坐位，医者站在患者的前面。推、指揉、点上述有关穴位。然后医者站在患者的后面，指揉、点风池及肩井。每日1～2次。

【疾病禁忌】

（1）中风患者忌食高脂食物：中风患者首先应限制动物脂肪，如猪油、牛油、肥猪肉、肥牛羊肉、牛羊油（黄油、奶油等动物油）、蛋黄、肝、肾、脑、鱼卵、松花蛋、墨斗鱼、鲤鱼等，以及含胆固醇较高的食物，如蛋黄、鱼子、动物内脏、肥肉等，因为这些食物中所含的饱和脂肪酸可使血中胆固醇浓度明显升高，促进动脉硬化，加重脑缺血、缺氧，不利于脑健康。尤其是要减少饱和脂肪酸摄入量（胆固醇每日限制在300毫克以下），尽量少吃或不吃含饱和脂肪酸高的动物油及动物内脏。可采用植物油，如豆油、茶油、芝麻油、花生油等，因其中所含不饱和脂肪可促进胆固醇排泄及转化为胆汁酸，从而达到降低血中胆固醇含量、推迟和减轻动脉硬化的目的。

（2）中风患者忌食高盐食物：中风患者应尽量减少食盐的摄入，因为面包、奶油、酱油都含有盐，即使在做菜的时候，一点盐不放，每天也会摄入 3 克盐。因此，应避免食用方便食物和快餐。亲手做的菜，咸淡适宜是最好掌握的，这样的饮食生活能保持人体系统正常运转，防止中风再次发生。因为食入盐过多可以对脑部组织产生损害，引起微小的中风。科学家们曾经做过实验，分别给老鼠喂养高盐和低盐的饮食。吃高盐饮食的老鼠在 15 周内，竟然全部中风死掉，虽然它们的血压并没有升高，而吃低盐饮食的老鼠只有 12% 因中风而死掉。吃高盐饮食致死的老鼠，则因连续轻微中风，最后导致脑部组织坏死和动脉受损。

（3）中风患者忌过量喝浓茶：饮茶对中风有一定的预防和治疗作用，但若饮之不当，也会产生危害。这是因为适量饮茶对人体有利，但是饮浓茶则可对神经系统产生兴奋。所以，中风后遗症患者应限制喝浓茶，只能适量喝茶，尤其是晚上更不能饮用，更不宜空腹饮浓茶，尤其是平时没有饮茶习惯的人，以防发生意外。近年来有报道，个别人因空腹饮浓茶发生昏厥（俗称"醉茶"），而导致脑出血的事例发生。由此可见，中风患者要注意饮茶不宜过浓，饮茶不宜过多。

8. 慢性胃炎　慢性胃炎系指不同病因引起的各种慢性胃黏膜炎性病变，是一种常见且发病率较高的疾病。其临床表现多种多样，但以胃痛或上腹部不适及胀闷为主，常伴有食欲缺乏、嗳气、恶心、呕吐、泛酸等症状。本病属于中医"胃痛"的范畴。本病的病因和发病原理目前尚不十分清楚，但与精神因素、饮食因素关系最为密切。饮食因素是中老年慢性胃炎患者的主要致病因素之一。现代医学认为，长期的不良饮食习惯，如进食过急、喜食过热，或长期饮用辛辣调味品，生冷粗硬食物，浓茶烈酒等反复刺激胃黏膜以至引起慢性胃炎。本病俗称"心口痛"，属中医学"胃痛"范畴，认为由情志失调、饮食不节、受寒、劳累等致胃气郁滞、气血不畅，气滞血瘀，不通则病；或胃腑失于温煦及濡养，不荣则痛。按摩点穴治疗，对于急性胃痛1次即可见效，慢性胃痛要坚持治疗2周以上，可隔日1次。

【按摩点穴治疗】

治则：和胃止痛。

取穴：胃俞、内关、足三里、梁丘、内庭、中脘、陷谷、脾俞、肝俞。

操作：

（1）先拿点内关100次，点揉足三里、梁丘、内庭穴各50～100次。

（2）顺时针摩腹3～5分钟，以搽点法在背脊部往返操作5～10遍。

（3）按揉脾俞、肝俞、胃俞各30～50次。

（4）搓擦两胁肋部5～10遍。

（5）用掌按振腹部5～10遍，每日1～2次。

疼痛剧烈者，可先用力点按脾俞、胃俞、肝俞、足三里等穴，等疼痛缓解后，再按上述方法治疗。

【疾病禁忌】

（1）慢性胃炎患者忌喝牛奶：慢性胃炎大多数是由于胃酸过多引起的，牛奶不易消化，会产生过多的酸，使病情加重。胃切除后也不能喝牛奶，因为胃切除后残留下来的胃囊很小，牛奶会迅速地涌进小肠，使原来已显不足或缺乏的乳糖酶，更显不足或缺乏，从而导致消化不良。合并有胃溃疡患者也不宜喝牛奶，因为牛奶可以引起胃酸大量分泌，牛奶开始进入胃内时，能稀释胃酸的浓度，缓和胃酸对胃及十二指肠溃疡的刺激，也可使上腹不适暂时缓解。但过一会儿后，牛奶又成了胃黏膜的刺激因素，从而产生更多的胃酸，使病情进一步加重。

（2）慢性胃炎患者忌喝豆浆：中医说豆浆性味偏寒而滑利，凡胃寒、食后胸部发闷、反胃、吐酸的人，脾虚易腹胀、腹泻的人，夜尿频及遗精、肾亏的人，均不宜饮用豆浆，否则会加重病情或影响治疗效果。急性胃炎和慢性浅表性胃炎患者也不宜食用其他豆制品，以免刺激胃酸分泌过多加重病情，或引起胃肠胀气。因为豆类中含有一定量低聚糖，可以引起嗝气、肠鸣、腹胀等症状，所以有慢性胃炎及胃溃疡的人最好少吃，以免引起胃部不适。

（3）慢性胃炎患者忌喝浓茶：过量的喝水容易造成胃液稀释，降低人体的正常消化功能。一个人每天正常分泌胃液是 1.5 ～ 2.5 升，这些胃液能够对一个人每天所摄取的食物进行合理消化。当大量饮用浓茶后就会稀释胃液，降低胃液的浓度，使胃液不能正常消化食物，从而产生消化不良、腹胀、腹痛等症状，有的甚至还会引起十二指肠溃疡。

（4）胃炎患者忌食辛辣食物：辛辣食物是指辣椒、鲜姜、葱、蒜、花椒等具有一定刺激性的食物。我国许多地区的居民都有食辣的习惯，但是每当有慢性胃炎的患者求医时，医师经常告诉他们在饮食上应避免食用辣椒、生葱、大蒜等食物。主要原因是患有慢性胃炎的人食用辛辣食物可以加重胃炎的病变程度，很可能造成出血、溃疡等并发症，所以应该禁忌食用，尤其是不可过量食用。

9. 呃逆（膈肌痉挛） 呃逆是指气逆上冲，发于喉间，呃呃连声，声短而频为主症的一种证候。见于膈肌痉挛、胃肠神经症、胃炎、肝硬化晚期、脑血管病及尿毒症等疾患，有时输液过凉，特别是输激素类药物时，也可引起。呃逆常常在吃饭过快、食物过热时产生，一般情况下，数分钟即可平息。如果持续不停地连续几天呃逆，可能是胃、横膈、心脏、肝脏疾病或肿瘤的症状，应及时去医院进行细致的诊治。重症患者，掐按攒竹、涌泉、鱼腰常可缓解，手法宜重，但老年人、病重、体弱者慎用。

本病俗称"打嗝"，属中医学"呃逆"范畴，认为多因外感风寒、饮食不当、邪积中脘或暴怒气逆、大病久病等，使胃失和降、胃气上逆所致。

【按摩点穴治疗】

治则：和中降逆止呃。

取穴：内关、合谷、足三里。

操作：

（1）患者坐位，掌面朝上，屈肘成90°，面对患者，以双手拇指分别平放于患者左、右手内关上，示指及中指分别置于外关及其下方，以中指托住双腕，然后用拇指、示指用力捏压，给予重度或中度刺激，同时令患者做深呼吸运动。

（2）以双手拇指用力按压两侧合谷。

（3）以双手拇指用力按压两侧足三里。

每穴每次操作3～5分钟，每日1～2次，个别视病情可增加次数。

小贴士

预防治疗小方法：①分散注意力，消除紧张情绪及不良刺激。②先深吸一口气，然后憋住，尽量憋时间长一些，然后呼出，反复进行几次。③喝开水，特别是喝稍热的开水，喝一大口，分次咽下。④洗干净手，将示指插入口内，轻轻刺激咽部。⑤将混合气体装入塑料袋中吸入，混合气体中含90%氧气和10%的二氧化碳。⑥嚼服生姜片。⑦将生韭菜洗净，榨出菜汁后口服。⑧柿蒂（指新鲜柿子或柿饼的蒂）每次20枚，煎水成100毫升，分两次口服，一次50毫升。也可酌情加韭菜籽同煎。

10. 呕吐（恶心）　呕吐是临床常见症状，表现为呕吐胃内容物，或干呕无物，持续反复发作。可见于现代医学多种急慢性疾病，如急慢性胃肠炎、幽门痉挛或梗阻、肝炎、胰腺炎、胆囊炎、食道癌、胃神经症、内耳眩晕性呕吐及颅脑病变等。不同病因引起的恶心、呕吐，疗效亦不同，以无器质性病变及病变轻微者效果为好，病程长、病重体弱者，疗效较差。进食容易消化的食物，如果时间较长仍未愈，要到医院就诊，排除器质性疾病。

本病属中医学"呕吐"范畴，认为由外感邪气、情志失调、饮食不节、劳倦久病等引起胃失和降、胃气上逆所致。

【按摩点穴治疗】

治则：调和脾胃降逆。

取穴：内关、足三里。

操作：先作背部循压法，抑制胃气上逆；再点内关，以解胸胃之间的满闷；然后点足三里，以诱导胃气下降。

因呕吐重而致头昏者，加头部推运法（本法应在背部循压法以前使用），另可配合按揉公孙、太冲，摩中脘，每穴 100～200 次。每日 1～2 次。

上部穴位手法宜轻，下部穴位手法宜重。酌情把上部穴位的手法次数减少，下部穴位的手法次数增多些，这些都具有诱导作用，以增加疗效。

小贴士

呕吐可选用以下食疗方法。

（1）山楂 100 克，白糖 25 克。将山楂洗净去核，切碎，煎成浓汁，兑入白糖搅拌均匀，每次 50 毫升，每日 3 次，连服 3 日。

（2）莱菔子 50 克。将莱菔子炒熟，碾碎成细末。每次服 5 克，温开水冲服，每日 2 次，连服 5 日。

（3）青梅 20 个。洗净，去核，慢火煎，去渣取汁。每次 20 毫升，每日数次，连服 3 日。

（4）萝卜 1 个。将萝卜洗净，切成碎块，捣烂，榨汁，隔水炖熟。每次 15 毫升，每日数次。

（5）鸡内金（鸡的胃内膜）2 个，面粉 100 克，盐、芝麻适量。将鸡内金洗净，晒干后用小火焙干，研成细末，与面粉、芝麻、精盐一起和成面，擀成薄饼，置烤箱内烤熟。每次 2 张，每日 1 次，连服 3 日。

食忌：暂时禁食会使胃肠得到休息，对恢复胃肠正常功能是必要的。至少 1～2 周内忌食生冷、冰镇及煎炸油腻、黏食等不易消化的食物。

11. 腹胀、腹痛　腹胀、腹痛是指肚脐以下、耻骨毛际以上的部位发生的或痛或胀的疾病，是临床常见多发病，男女老幼皆可发病。本病既可单独出现，亦可继发其他疾病中，如消化系统的急慢性肠炎、功能性消化不良、慢性溃疡性结肠炎、肝胆疾病（胆囊炎、胆结石、胆道蛔虫病等）、泌尿系结石、多种妇科病。

本病属中医学"腹痛"范畴，认为多因外感时邪、饮食不节、情志失调及素体阳虚导致的气机郁滞、脉络痹阻及经络失养所致。

【按摩点穴治疗】

治则：行气健脾止痛。

取穴：中脘、神阙、足三里、合谷、内关。

操作：先以四指绕脐周 2 寸处作环状叩击 5 遍，频率为 100 次／分钟，然后按压中脘、神阙、足三里、合谷、内关各穴2分钟。每日1～2次。

按摩点穴疗法治疗腹痛、腹胀疗效较好，但本病病因复杂，对治疗效果差或反复发作者，应及时就医以明确诊断，以免延误病情。

12. 慢性腹泻　慢性腹泻中医称为泄泻，主要症状为排便次数增多，粪便稀薄如糊状，甚至稀如水样，脾胃功能异常是其根本发病机制。现代医学将腹泻分为急性与慢性腹泻两种，腹泻超过2个月者属慢性腹泻，否则为急性腹泻。腹泻的发病机制相当复杂，从病理生理角度可归纳为以下几个方面：分泌性腹泻、渗透性腹泻、吸收不良性腹泻、肠蠕动增强性腹泻。中医认为，脾胃主运化饮食，是人体气血生化之源，又称为"后天之本"，脾胃不和，百病始生。腹泻的发病多因外感寒、湿、暑、热之邪，或因饮食所伤、肝气犯脾、肾阳不足、命门火衰等造成脾失健运，大肠传导失职而成。中医认为，本病致病原因有感受外邪、饮食所伤、七情不和及脏腑虚弱等，但主要在于脾胃功能障碍。

【按摩点穴治疗】

治则：调和肠胃。

取穴：天枢、内关、足三里、神阙、中脘、水分、气海。

操作：先用拇指指端按揉天枢、内关、足三里，每穴2～3分钟；再用双手搓热后按于肚脐（神阙），亦可热敷；然后点按中脘、水分、气海，每穴1～2分钟。每日1～2次。

【按语】

（1）按摩点穴疗法对泄泻的疗效，一般来说急性易治，慢性较难，但都有较好的疗效。发病期间应注意饮食，忌生冷油腻之品，平时也应注意饮食卫生。

（2）本病在临床常见泄泻频繁所导致的脱水现象。因此，在治疗的同时，患者应卧床休息，并大量饮用糖盐水。对脱水严重者应及时给予静脉补液。由恶性病变所引起的腹泻，则当采取综合疗法。

（3）发热者提示可能有感染，应在明确诊断的基础上行抗感染治疗。

【疾病禁忌】

（1）腹泻患者忌吃油腻食物：油腻食物能抑制胃酸的分泌，影响消化，而使腹泻加重，故过于油腻的食物如肥肉、板油、炸花生等应尽量少吃，以免引起消化性腹泻。植物油也应限制。腹泻病患者应进流质及半流质饮食。若急性暴泻耗伤胃气及虚寒泄泻，也可以饮用淡姜汁，以振脾阳，调和胃气。所以为了保持肠胃的健康，还需要用蔬菜和水果对自己的肠胃进行"清洗"。

（2）腹泻患者忌喝牛奶：牛奶中的蛋白质 80% 为酪蛋白，牛奶的酸碱度在 4.6 以下时，大量的酪蛋白会发生凝集、沉淀，难以消化吸收，严重者还可能导致消化不良或腹泻。所以牛奶中不宜添加果汁等酸性饮料。不少健康人喝牛奶后常拉肚子，这种人高达 90%，只是症状因人而异。专家指出，这种现象是由基因所决定的，不会因后天因素而改变。若要减轻乳糖不耐受症状，饮用乳品时应减量，或伴随其他食物一起进食。

（3）腹泻患者忌吃生大蒜：大蒜自古以来就是民间的健身防病佳品，它既能调味又能助消化和促进食欲，并且具有良好的防癌作用，它还是一味神奇的良药。大蒜素有"土生土长的青霉素"这一美名。但腹泻时吃大蒜不仅无效，反而会加重病情。这是因为人在腹泻时，肠内局部黏膜组织炎性浸润，肠壁血管的通透性变异，肠腺体分泌亢进，造成蛋白质、水电解质代谢紊乱，使大量体液渗入肠腔，刺激肠壁产生腹泻。此时，整个肠道内均处于"过饱和而紧张应激状态"。如再吃生蒜这一辛辣刺激之物，就会激惹肠壁，促进肠黏膜进一步充血、水肿，使更多的组织液渗入肠内，加剧了腹泻。因而，腹泻时忌吃生大蒜，必要时可将大蒜煮熟后放凉再吃。

（4）腹泻患者忌刺激致敏食物：腹痛腹泻者，应忌食辣椒、冰冻、生冷食物，戒除烟酒等。要注意增加食物的营养和改变不良的饮食习惯，食物的某些种类、性质及不良的饮食方式方法，如暴饮暴食或不规则的进食，则可加重腹泻的症状。腹泻要同时忌食易对人体具有致敏性的食物，部分患者对某些食物，如牛奶、乳制品等表现过敏，当进这些食物时，可引起病情复发或加重，一旦发现，坚决避免食用。

小贴士

（1）无花果鲜叶 100 克，切碎，加入红糖同炒研末，以开水送服，能治经常腹泻不愈。

（2）红茶、干姜丝各 3 克，以滚水冲泡加盖 10 分钟，代茶饮。

（3）取新鲜车前草（干品减半）100 ～ 150 克，洗净，水煎，煮沸 5 ～ 10 分钟后，加红糖适量，趁热喝汤，每日 1 剂。

（4）葛根 20 克，黄连 5 克，黄芩 10 克，生甘草 7.5 克。水煎服，治急性腹泻。

（5）白术 10 克，车前子 10 克。共为细末，米粥服下。

（6）石榴皮 30 克，水煎，代茶饮，每日 1 剂。

（7）茄子叶 10 余片，水煎服。

（8）粳米磨粉炒焦，每次服 3 ～ 6 克，日服 3 次。

（9）艾叶搓成绒状，酒炒后敷脐上。

（10）黄瓜藤煮水随时饮。

（11）石榴皮、茄根各 30 克，共焙黄为末，每次服 3 克，开水冲服，早、晚各 1 次。

（12）生石膏 3 ～ 5 克，鸡蛋 1 个，用豆油煎后食用。

（13）鲜马齿苋汁半杯，略沸，一次饮完，每日 2 ～ 3 次。

（14）取车前子、泽泻各 3 克，厚朴（姜汁炒）4 克，共研末，水调服。治水泄不止。

（15）石榴皮15克，大枣15个（去核），甘草12克。共捣碎为末，每次服2～3克，每日1～2次。

13. 胃下垂　胃下垂是由于胃支持韧带的松弛或胃壁的弛缓，以致在站立时，胃下缘达盆腔，胃小弯弧线最低点降到髂嵴连线以下的病症。本病可由多种原因引起，如体形瘦长、腹肌不结实者，腹压突然下降，多次生育使腹肌受伤。临床可见患者形体消瘦，食欲减退，腹部胀闷、疼痛，饭后饱胀感更明显，自觉有下坠感或腰带束紧感，伴有恶心、嗳气、头晕、面色萎黄、全身乏力、心慌、不寐或腹泻与便秘交替出现等。检查：上腹部平坦，下腹部膨隆，腹肌松弛，肌力降低，稍压可触及腹内动脉搏动，常有振水音。胃肠钡剂造影有助于确诊。

本病属中医学"胃下""胃缓""腹胀"范畴。认为多因中气下陷、胃肠停饮、肝胃不和所致。

【按摩点穴治疗】

治则：补中益气，健脾和胃。

取穴：百合、中脘、气海、足三里、胃俞、脾俞、肾俞、关元。

操作：以百会为中心，用拇指指端叩击头部3～5分钟；按揉中脘、气海、关元、胃俞、脾俞、肾俞各50～100次；掌振腹部1～2分钟；再用一手五指端掐入胃体下缘，边振动，边向上托起，称为托法，重复3～5遍；一手按住肩胛骨的肩峰端，另一手掌心向外，自肩胛骨的下端斜向上方用力掐入肩胛骨与肋骨之间，称为掐法，左、右各5次；手掌按摩腹部3～5分钟；按揉足三里穴30～50次；用手掌擦热背部两侧的膀胱经。每日1次，症状改善后，可改为隔日1次。

【按语】

（1）饮食起居要有规律，少食多餐，不要吃生冷刺激及不易消化的食物。饭后不宜散步、骑车，可平卧休息片刻。

（2）加强营养，坚持腹肌锻炼，纠正不良体位。可坚持做胃下垂保健操，如仰卧起坐、仰卧挺腹臀部离开床面、仰卧抱膝摇、仰卧踏车、仰卧双腿直腿抬高、仰卧单侧直腿抬高。

（3）可服用补中益气丸等配合治疗。

14. 便秘　凡排便间隔过久，每次排便量极少、干硬并困难者，均归之为便秘。膳食中纤维素太多，会引起痉挛性便秘；肠道部分或全部阻塞，发生阻塞性便秘；食物中缺少粗纤维素，新鲜蔬菜和水果进食量太少，饮水不足，脂肪量不够，又可导致无力性便秘。便秘可使有毒物质被人体再吸收，长时间还可能引起直肠癌，对身体危害极大，因此，便秘不是"小疾"，而是"大病"。中老年人便秘多是由于气血不足、阴液亏损所致，饮食调理比药物治疗作用持久，更易于接受，而且无不良反应。中医学认为多因排便动力缺乏或津液枯燥所致。

【按摩点穴治疗】

治则：润肠通便。

取穴：支沟、神门、中脘、天枢、气海、长强、神阙。

操作：先按揉支沟、神门、中脘、天枢、气海、长强各1分钟，然后用右手掌心贴紧神阙穴，左手压在右手背上，作顺时针旋转揉动2～3分钟。每日2次。

【疾病禁忌】

（1）便秘患者忌食刺激性食物：有人以为刺激性食物仅仅是"辣"味食物，其实这样的理解很片面，刺激性食物包括很多，如烟、酒、咖啡、浓茶，以及各种辛辣调味品，如葱、姜、蒜、辣椒、胡椒粉、咖喱等。便秘的患者，膳食中应避免刺激性食物，这是因为长期吃刺激性食物，一是会使大便干燥，加重便秘，二是会引起肠痉挛，使痔静脉充血、水肿，引发痔。所以，生活中有便秘的人应给以少渣的半流质软食，食物不宜太冷或太热，适当多用些植物油，可以润肠通便。

（2）便秘患者禁忌喝浓茶：茶有提神醒脑、促进消化、有益健康的作用，与人们的生活密切相关。然而，如果饮茶过浓，就会伤害身体。尤其是对于老年人来说，注意饮茶的浓度对保护自己的身体健康尤为重要。一般来说，老年人经常性地大量饮用浓茶容易出现很多身体不适状态。茶叶中的鞣酸不但能与铁质结合，还能与食物中的蛋白质结合生成一种不易消化吸收的鞣酸蛋白，导致便秘的产生，对于患有便秘的老年人来说，喝浓茶可能会使便秘更加严重。

（3）便秘患者忌不食纤维素食物：常吃富含纤维素的食物，如粗杂粮、薯类、蔬菜及水果等，纤维素是最佳的清肠通便剂，它在肠道内吸收水分，吸收毒素，促进通便。现代医学证实，饮食中的纤维素能使粪便量增加，成为肠道运动的有效刺激物，又可保留水分，而避免粪便过分干燥。所以，戒除偏食的不良习惯，多摄取一些含纤维素的食物，对便秘患者有一定意义。另需注意的是，一旦有便意之后，最好及时排便，不要因工作紧张、厕所条件所限而忽视，否则时间一长也容易导致便秘。

15. 脱肛　直肠、肛管在排便后向下脱出于肛门之外，称为直肠脱垂，俗称脱肛。脱肛的原因多由于肛提肌和盆底肌薄弱或肛门括约肌松弛。本病多发生于5岁以下的小儿（儿童时期盆腔内支持组织发育不全）和老年人，也见于多次分娩的妇女。长期腹泻、便秘、前列腺增生、膀胱结石、慢性咳嗽等导致持续性腹压增加的疾病，是本病的诱因。

中医学认为多因气血不足、气虚下陷所致。

【按摩点穴治疗】

治则：疏风散寒，温经通络，行气活血。

取穴：百会、承山、会阳、长强、大肠俞。

操作：坐位或仰卧位，医者用左手固定患者头部，以右手指轻轻按揉百会穴1～2分钟（对于小儿，按揉时手法要轻巧，不可过于用力，防止压伤囟门）；用双拇指指腹揉压双侧承山、大肠俞，再以示指揉压、提托会阳、长强，每穴1～2分钟。每日1次。

16. 贫血　贫血是指血液中红细胞的数量或红细胞中血红蛋白的含量不足。贫血的种类不同，治疗的方法也截然不同。根据贫血的病因及发病机制分类，可分为缺铁性贫血、叶酸和维生素B_{12}缺乏的巨幼红细胞性贫血、再生障碍性贫血、慢性系统性疾病（如慢性炎症、感染、尿毒症、肝病、肿瘤等）伴发的贫血、溶血性贫血、急性失血后贫血、慢性失血后贫血，其中以缺铁性贫血最为常见。患有本病的患者在积极进行治疗的同时，了解本病的特点及调养也十分必要。缺铁性贫血的临床表现有面色苍白或萎黄，唇甲色淡，倦怠乏力，头晕健忘，耳鸣目眩，不寐多梦，食欲缺乏，恶心呕吐，消化不良，腹胀腹泻，口舌生疮，心悸气促，动作尤甚，月经不调，性欲减退，严重者还可有肢体水肿，毛发脱落，心脏扩大，心尖区收缩期杂音等。

【按摩点穴治疗】

治则：补中益气，健脾和胃。

取穴：中脘、气海、足三里、胃俞、脾俞、肾俞、关元。

操作：以百会为中心，用拇指指端叩击头部3～5分钟；按揉中脘、气海、关元、胃俞、脾俞、肾俞各50～100次；掌振腹部1～2分钟；再用一手五指端掐入胃体下缘，边振动边向上托起，称为托法，重复3～5遍；一手按住肩胛骨的肩峰端，另一手掌心向外，自肩胛骨的下端斜向上方用力掐入肩胛骨与肋骨之间，称为掐法，左、右各 5 次；手掌按摩腹部 3 ～ 5 分钟；按揉足三里穴 30 ～ 50 次；用手掌擦热背部两侧的膀胱经。每日 1 次，症状改善后，可改为隔日 1 次。

【疾病禁忌】

（1）贫血患者忌饮用茶水：贫血患者饮茶，尤其是饮用浓茶会使贫血症状加重，因为食物中的铁是以三价胶状氢氧化铁形式进入消化道，经胃液的作用，高价铁转变为低价铁（二价铁），才能被吸收。茶中含有鞣酸，饮后易形成不溶性鞣酸铁，从而阻碍了铁的吸收，使贫血病情加重。所以贫血患者不宜饮茶。

（2）贫血患者忌饮用牛奶：一旦发生缺铁性贫血后，除了用铁剂药物治疗，许多人往往喜欢加服牛奶，增加营养，希望迅速纠正贫血，然而其结果却恰恰相反。这是因为不论是有机铁还是无机铁，服后都必须在消化道内转变为无机亚铁盐后，才能被机体吸收。而铁剂吸收不稳定，易受一些因素的影响，其中之一就是含有高磷、多钙的食物。铁在肠道内可与钙盐、磷酸盐结合成不溶解的化合物而沉淀，从而影响铁的吸收，使治疗效果大为下降。牛奶虽为高脂肪、高蛋白的营养佳品，对补充体内蛋白质的缺乏可起积极的作用，但牛奶中也含有丰富的钙盐和磷酸盐，所以贫血患者在用铁剂治疗期间，不宜饮用牛奶。

小贴士

（1）黑木耳 15 克，大枣 15 个，冰糖 10 克。将黑木耳、大枣泡发洗净，放入小碗中，加水和冰糖，将碗置锅中蒸约 1 小时，分次食用，吃枣、木耳，饮汤。

（2）猪皮 100 ～ 150 克，黄酒半碗，红糖 50 克。以黄酒加等量清水煮猪皮，待猪皮烂熟后调入红糖，每日两次分服。

（3）龙眼肉15克，当归15克，鸡半只。先炖鸡至半熟，下龙眼肉、当归，共炖至熟，吃肉，饮汤，可滋阴补血。

（4）龙眼肉5枚，莲子、芡实各20克。水煎汤于睡前顿服，可安神补血。

（5）何首乌25克，菠菜12克。先用水煎何首乌2小时，透心后去除何首乌，再加入菠菜，煮10分钟后服用，每日1剂，1次服完。

（6）黑木耳20克，大枣10枚，红糖适量。煮熟食用。

17. **高脂血症**　高脂血症是指总胆固醇血清浓度超标或血清三酰甘油超过标准，称为高脂血症。高脂血症实际上是指血浆中某一类或某几类脂蛋白水平升高的表现，严格来说应称为高脂蛋白血症。近年来，逐渐认识到血浆中高密度脂蛋白降低也是一种血脂代谢紊乱。因而，有人建议采用脂质异常症，并认为这一名词能更为全面准确地反映血脂代谢紊乱状态。但是，由于高脂血症使用时间长且简明通俗，所以至今仍然广泛沿用。

根据调查，我国中老年人血脂升高者日益增多，目前中老年人高脂血症的患病率为30%～50%，但是还有很多人并不了解高脂血症。一部分人知道自己患了高脂血症却不知道如何治疗，甚至有一些人患了高脂血症也不重视，给身体健康带来了很大的威胁。因为，当血脂轻度升高时，患者可能没有任何不适，但医学专家却认为，即使轻度的血脂升高也可能成为潜在的健康"杀手"，因为血脂长期处于高水平状态，非常容易导致心脑血管疾病，也就是说高脂血症是引起冠心病、高血压、动脉硬化等的直接原因，医学专家称其为导致心脑血管疾病的"导火线"。同时大量研究资料表明，高脂血症还是脑卒中、心肌梗死、猝死独立而重要的危险因素，此外，高脂血症还可导致脂肪肝、肝硬化、胆石症、胰腺炎、周围血管疾病、跛行、高尿酸血症。高脂血症的直接损害是加速全身动脉粥样硬化，因为全身的重要器官都要依靠动脉供血、供氧，一旦动脉被粥样斑块堵塞，就会导致严重后果。

【按摩点穴疗法】

在中脘、气海穴上各点按 1 分钟，推脾俞、胃俞，点按内关、足三里、丰隆、三阴交、太冲穴各 1 分钟，每日 1 次。

独穴应用：取穴足三里，用中指斜向脚尖方向顶按 3 ~ 5 分钟，每日 2 ~ 3 次，连续 15 日后可见效。

【疾病禁忌】

（1）高脂血症患者忌过量吃猪肝：猪肝是一种营养丰富的食物，是大多数人喜欢食用的食物。但为了避免猪肝对人体造成的不良影响，食疗专家提醒，猪肝虽好也不宜多食。因为一个人每天从食物中摄取的胆固醇不应超过 300 毫克，而每 100 克新鲜猪肝中所含的胆固醇竟高达 400 毫克以上，所以，高脂血症患者、原发性高血压和冠心病患者同样应少食。另外，由于肝内维生素 A 含量丰富，过量食用也可引起维生素 A 中毒。

（2）高脂血症患者忌吃动物内脏：大多数人有偏爱吃动物内脏的习惯，常认为"以脏养脏"，所谓"吃什么补什么"，如"吃脑补脑""吃肝补血""吃腰补肾"。然而，动物内脏（肝、肾、肠、脑等）多属于高胆固醇食物，比其他食物胆固醇的含量高出许多倍。因此，为了避免摄入过多的胆固醇，高脂血症患者应严格限制进食动物内脏。高脂血症伴有冠心病、原发性高血压、糖尿病患者更应少食。

小贴士

（1）决明子 20 克，水煎服，每日 1 剂，分两次服，30 日为一个疗程。

（2）女贞子30～40克，水煎服或代茶饮，每日1剂，1～2个月为一个疗程。

（3）何首乌30克，水煎，每日1剂，分3次服，15日为一个疗程。

（4）三七粉，每次1克，每日3次，吞服，15日为一个疗程。

（5）韭菜30克，山楂20克，桃仁15克，水煎服，每日1～2次。

（6）白萝卜60克，冬瓜皮10克，莴苣皮15克，水煎服，每日2次。

（7）大枣、芹菜根适量，水煎服，常服。

（8）山楂30克，泽泻12克，何首乌18克，水煎服，每日2～3次。

（9）山楂50克，麦芽40克，菊花15克，红花15克，丹参30克，延胡索15克，水煎服。

（10）玉米叶60克，核桃仁30克，水煎服，每日2次。

18. 胃及十二指肠溃疡　胃及十二指肠溃疡均为消化性溃疡。由于溃疡主要发生在胃和十二指肠，故称胃及十二指肠溃疡。

该病典型症状是慢性、周期性和规律性的上腹部疼痛，病程较长，一般少则几年，多则几十年，反复发作。如病情不断发展，则发作次数增多，缓解时间却渐渐缩短。胃溃疡患者多在饭后1小时内发生疼痛，1～2小时后逐渐缓解；十二指肠溃疡患者常在饭后4小时上腹部疼痛，持续不减，直至下次进食后疼痛消失；胃溃疡常在剑突正中或偏左疼痛，十二指肠溃疡多在剑突下偏右疼痛，疼痛时有烧灼感、饱胀感，还伴有恶心、呕吐、反酸、嗳气、消化不良、贫血、消瘦及精神不振等症状。

【按摩点穴疗法】

方法（1）：先在上脘、中脘、下脘各按压5分钟，再点按内关、足三里。

用力大小视病情和体质而定，以得气为度，每日1次。

方法（2）：取穴中脘、下脘、巨阙、内关、足三里、公孙。在上述穴位各按揉1.5～3分钟，指力视患者体质而定，每日1次。

小贴士

以下为民间防治偏方。

（1）延胡索30克，天仙子3克。共研细末，每次服1克，饭前或饭中温开水冲服，每日3次，连续服用。

（2）海螵蛸30克，研成细末，每次服6克，温开水冲服，每日服3次，连续服用。

（3）益母草30克，大米60克。共煮粥食用，治胃痛日久不愈。

（4）佛手10克，用沸水冲泡，代茶饮，治胃痛。

（5）蒲公英30克，山药15克。水煎服，每日2次，用于消化性溃疡。

（6）陈皮6克，海螵蛸9克。共研细末，开水冲服，连用两个月。

（7）甘草粉330克，海螵蛸粉180克。两味和匀，每晨用两茶匙，以开水调成糊状，空腹服用。连续服用，对深度胃溃疡和十二指肠溃疡有显效。

（8）甜瓜子20～30克，晒干、捣碎，加水400毫升，蜂蜜适量，煎煮20分钟，温服，每日服2次。

（9）珍珠层粉每次1克，每日2次，开水送服，连服20～30日。

（10）生甘草30克，白芍15克。水煎服。

（11）番茄汁、土豆汁各半杯。混合服下，早、晚各1次。

（12）肉桂、当归各30克，吴茱萸10克，鸡内金2克，陈红曲30克。共研细末，炼蜜为丸，每日两丸（3克），早、晚服，开水送下。

---

19. 石淋（泌尿系结石） 泌尿系结石包括肾结石、输尿管结石、膀胱结石和尿道结石，是临床常见病、多发病。临床主要表现为剧烈疼痛，疼痛部位随病而异，如痛在下腹部为膀胱结石，并向外阴及会阴部放射痛，且排尿中断；痛在尿道为尿道结石，伴尿流不畅，多见于男性；痛在腹部两侧为输尿管结石，为绞痛，并向大腿内侧、腹股内放射；痛在一侧肾区为肾结石，为突发性腰背部或侧腹部剧烈疼痛或绞痛。疼痛发作时，可坐立不安，伴血尿、尿频、尿急，严重者出现恶心、呕吐等。本病属中医学"石淋"范畴，认为多因湿热下注，尿液浓缩成石阻塞尿路，使下焦气机郁闭不通而致。

按摩点穴治疗有明显的止痛作用，复发时再用仍有效，但此仅为治标之法，如根治仍宜配合汤剂内治。嘱患者坚持每天做到"三多"，即多饮水，保持每日尿量在 2000 毫升左右；多吃水果、蔬菜；多做"跳跃"活动，以利于结石的排出。

【按摩点穴治疗】

治则：清热利湿通淋。

取穴：气海、关元、中极、膀胱俞、肾俞、肝俞、次髎、阴陵泉、太溪、三阴交。

操作：先用中指指端点按气海、关元、中极各 30～50 下，用力稍重；用掌根以关元为中心摩擦下腹部，以发热为度，后用掌根在下腹正中线自脐水平向下直推 100 次，逐渐加力，用力稍重；用拇指指腹按揉肝俞、肾俞、膀胱俞各 5 分钟，以局部有酸胀感为度；用较重力度点按次髎各 30～50 次，随即摩擦腰骶部，至热为度；用较重力度按压双侧三阴交、阴陵泉各 100 次，拿捏太溪 30～50 次。每日 2 次。

20. 尿潴留 尿潴留是指小便不利，点滴而出，甚至闭塞不通。多见于慢性前列腺炎、尿路结石、尿路肿瘤、尿路损伤、尿路狭窄等疾患，以及产后妇女、术后患者、中枢神经性疾病等。

本病属中医学"癃闭"范畴，认为小便的通畅有赖于三焦气化的正常，三焦气化不利，可导致癃闭发生。

【按摩点穴治疗】

治则：疏利三焦气机。

取穴：气海、关元、中极、三阴交、复溜、涌泉。

操作：先以顺时针方向揉摩小腹10分钟，再按揉气海、关元、中极各2分钟，然后点按三阴交、复溜各2分钟，擦涌泉以热感为度。每日1次。

【按语】

（1）可在患者耻骨上区域交替施以冷、热敷，刺激膀胱收缩以促其排尿。给患者听流水声进行暗示，诱导排尿。也可轻轻按压耻骨上膀胱区，帮助排尿。

（2）按摩点穴治疗对非阻塞性尿潴留效果良好，因尿潴留膀胱过度充盈时，宜导尿，慎点局部穴治疗。

21. **尿失禁** 指患者不能控制排尿，致使尿液淋漓不尽，不自主外溢，或在咳嗽、打喷嚏等腹压增加时有少量尿液外溢。多见于经产妇、体质虚弱和年老的妇女，男性老年人如果体质虚弱或患有前列腺增生时也可发生本病，其他亦可见于老年动脉硬化、大脑皮层支配膀胱及尿道括约肌的功能障碍，或尿道括约肌受损、手术后疼痛等原因，引起膀胱收缩无力或膀胱、尿道括约肌松弛。

本病属中医学"尿漏""尿崩"范畴，认为由于肾气虚弱，膀胱气化失职，开阖不利，或膀胱湿热，经气受损，通调无权所致。

【按摩点穴治疗】

治则：补益肾气，清热利湿。

取穴：背部膀胱经大杼至膀胱俞、神阙、中极、水道、阴陵泉、三阴交。

操作：患者俯卧位，擦背部膀胱经，以热为度，后点按脾俞、肾俞、膀胱俞各 2 分钟；双手掌擦热按于肚脐，反复数次，后揉神阙 2 分钟；依次按揉中极、水道、阴陵泉、三阴交各 2 分钟。每日 1 次。

【按语】

对于精神、神经性尿失禁及肌张力低下、尿道炎者效果好；对大脑、脊髓器质性病变引起者效果差；对泌尿生殖器官畸形引起的遗尿无效。

22. **慢性前列腺炎**　慢性前列腺炎是成年男性常患的一种泌尿系统疾病，中年人较多见。常因细菌侵犯后尿道，经过前列腺管而入腺体引起发炎；另外，性生活过度频繁、过度节制或性交中断、慢性便秘等都可引起前列腺慢性充血，引起前列腺分泌物长期淤积，腺体平滑肌张力减退，从而导致前列腺的慢性炎症。临床主要表现为尿频、尿后滴尿、尿道灼热、尿初或尿末疼痛。疼痛常放射至阴茎头和会阴部。便后或尿后尿道口常有白色分泌物渗出。伴有下腰部酸痛，小腹及会阴区坠胀、不适，以及性欲减退、遗精、早泄、射精痛和阳痿等。

本病属中医学"淋证""尿浊""癃闭"范畴，认为由肾虚、湿热下注而成。

【按摩点穴治疗】

治则：利尿通淋，活血化瘀。

取穴：关元或中极、曲泉、阴陵泉、大敦、会阴、肾俞、膀胱俞、八髎。

操作：先以关元或中极为中心顺时针揉摩小腹 10～15 分钟，点按曲泉、阴陵泉各 100～300 次，掐点大敦 50～100 次；再振点会阴 2～3 分钟，点揉肾俞、膀胱俞各 100 次；然后按点腰骶部八髎 5 分钟，并擦热腰骶部。每日 1 次。

【疾病禁忌】

（1）前列腺增生患者忌饮酒：酒是一种有血管扩张作用的饮品，对于外表看不见的内脏器官，酒精扩张血管引起脏器充血，前列腺也不例外。由于一些人有长期饮酒甚至酗酒的习惯，患慢性前列腺炎不容易治愈，即使治愈也非常容易复发，应忌烟酒，不吃辛辣刺激性食物。对于急性的泌尿生殖系感染，如急性前列腺疾病、急性附睾炎、急性精囊炎等，应给予积极彻底治疗，防止其转为慢性前列腺疾病。平时要多饮水，不憋尿，以保持尿路通畅，并有利于前列腺分泌物的排出。

（2）前列腺增生患者忌辛辣食物：辛辣食物，如大葱、生蒜、辣椒、胡椒等刺激性食物会引起血管扩张和器官充血，某些患慢性前列腺疾病的患者有吃辛辣的饮食习惯，常常在疾病症状较重时能够节制，但症状缓解时又故态复萌，这也是引起前列腺疾病迁延难愈的重要原因。为了避免前列腺组织长期、反复地慢性充血，必须忌酒、戒辛辣。慢性前列腺疾病患者一定要克服这些不良嗜好，尤其在疾病的缓解期，更应注意持之以恒，以免因贪食而加重病情，导致长时期的痛苦。

23. 阳痿　阳痿是指男子未到性功能衰退时期，出现阴茎不能勃起或勃起不坚，影响正常性生活的病症。依据致病原因分为精神性阳痿，血管性阳痿，神经性阳痿（包括颅内疾病、脊髓损伤和脊髓疾病、周围神经功能障碍），内分泌性阳痿（包括原发性生殖腺功能低下、继发性生殖腺功能低下、高泌乳素血症、甲状腺功能亢进症、甲状腺功能减退症等），以及生殖器官本身疾病（如尿道下裂和尿道上裂）等。

中医学认为阳痿与肝、肾、阳明三经有密切关系，主要原因有肾气虚弱、劳伤心脾、七情内伤、湿热下注。

【按摩点穴治疗】

治则：补肾藏精，清热除湿，养心安神。

取穴：肾俞、命门、八髎、关元、神门、太溪、太冲、三阴交、足三里、涌泉。

操作：先搓点腰骶部八髎 5 ～ 10 分钟，点揉肾俞或命门 50 ～ 100 次，擦热腰骶部；再摩揉关元 5 分钟，后用示指和中指夹住阴茎根部，有意识向腹内推进 10～20 次，接着一手握住阴茎向上提拉 10～20 次，再双手掌心握搓睾丸 20～30 次；拿点神门 50～100 次，按揉太溪、太冲、三阴交、足三里穴各 30～50 次，擦涌泉 200 次。每日 1 次。

【疾病禁忌】

（1）阳痿患者忌食黄豆：黄豆是许多男性喜欢食用的食品，但过量食用不利于男性身体健康。这是因为黄豆中的雌性激素含量是所有食品中最高的，男性如果摄入过量雌性激素，可能导致精子质量降低。如果男性儿童在发育期间食用大量黄豆，很可能对他们未来的生殖能力造成损害。因为在整个成长阶段，男性摄入雌性激素的多少变化，都会直接影响到未来男性的精子质量和生殖能力，过量的雌性激素甚至可能导致男性晚年出现睾丸癌。研究还显示，男性食用的黄豆越多，精子的质量也会相应降低，所以，那些在生殖能力方面已经有问题的男性，最好不要吃太多的黄豆。

（2）阳痿患者忌吃冬瓜：中医认为冬瓜味甘，性凉，能降欲火、清心热，具有利尿消肿、清热解毒、消痰、排脓作用。现代营养学认为，冬瓜内含有丰富的维生素 B 和维生素 C，还有蛋白质、糖和少量钠盐。瓜瓤、瓜皮、种子均可入药，临床上常用于对尿少、水肿、肺热咳嗽、阑尾炎等疾病的治疗。现代医学还证实，常食冬瓜可清解狂躁症状。但中医认为，冬瓜属损精伤阳、不利于性功能的食物，强调男性不宜过量食用，如《本草经疏》说："冬瓜内禀阴土气，外受霜露之侵，故其味甘，气微寒而性冷利。"由此看起来性功能较差的男性还是慎食为好。

（3）阳痿患者忌吃菱角：古人认为多吃菱角可以补五脏，除百病，还可轻身。所谓轻身，就是有减肥健美作用，因为菱角不含使人发胖的脂肪。《本草纲目》中记载，菱角能补脾胃、强股膝、健力益气，菱粉粥有益胃肠，可解内热。其味甘，性寒，有养神强志之功效，可平息男女之欲火。《食疗本草》指出：“凡水中之果，此物最发冷气……令人冷藏，损阳，令玉茎消衰。”故其被认为是不利于性功能的食物。其影响的环节尚不十分清楚，但祖国医学认为它们有伤精气、伤阳道和衰精冷肾等不良的作用。所以生活中有阳痿的人尽量少食为宜。

（4）阳痿患者忌吃芥蓝：大部分人都把芥蓝当作一种普通的绿叶蔬菜来食用，而忽略了它的特殊之处。其实，芥蓝的营养价值和药用价值非常丰富，也是我国著名的特产蔬菜。苏东坡还曾写诗赞美：“芥蓝如菌蕈，脆美牙颊响。”但是，吃芥蓝的前提是要适量，不应吃太多，次数也不应太频繁。中医认为，芥蓝除有利水化痰、解毒祛风作用外，还有耗人真气的副作用。久食芥蓝，会抑制性激素分泌。中医典籍《本草求原》就曾记载，芥蓝“甘辛、冷，耗气损血”。《本草求原》说它“甘辛、冷，耗气损血”。所以有阳痿的人不宜食用。

附：早泄

早泄是行房时阴茎刚插入或未插入阴道而射精，导致阴茎痿软而不能进行正常性交。临床上一般有两种表现：一是行房事时，男子阴茎勃起，尚未性交，便已射精；二是在刚开始性交就立刻射精，随之阴茎软缩。早泄的病因绝大多数为心理性的，如青少年患手淫癖、婚前性交、婚外性生活、夫妻性关系不谐，多会导致心情焦虑，情绪紧张，使大脑或脊髓中枢兴奋性增强而致早泄；另有少数为器质性病变引起，如精囊炎、包皮系带短、尿道下裂等。

中医学认为多因湿热或相火扰动，或肾气亏虚，精关失固，精液封藏失职而成。

【按摩点穴治疗】

治则：补肾固封，清热除湿，养心安神。

取穴：关元、内关、太冲、三阴交、涌泉。

操作：先用拇指指腹轻轻揉按关元 3～5 分钟，以局部有酸胀感为宜；再用示指指端用较重力捏按内关，每隔 10 秒钟放松 1 次，反复捏按 3～5 分钟，以局部有较强烈酸胀感为度；然后用拇指指端用重力捏按太冲、三阴交、涌泉，每隔 10 秒钟放松 1 次，每穴反复捏按 3～5 分钟，以局部有较强烈酸胀感为宜。每日 1 次。

小贴士

早泄常为阳痿的前驱症状，或二者共同存在，故应早做治疗。注重精神调养，正确对待性生活，即便确实患有本病，亦要放下包袱，积极治疗。同时妻子要温存体贴，帮助患者树立信心，而不要抱怨，施加心理压力。坚持参加适度的体育活动，如散步、慢跑、体操、球类、太极拳等，以不感劳累为度。饮食调理偏于补益，忌生冷寒凉。

附：遗精

遗精是指在无性生活状态下发生的精液遗泄。健康未婚男子，每月有 1～2 次遗精，符合正常生理规律。如果未婚男子遗精次数过多，或婚后性生活规律，仍然多次遗精，都属于病态，多见于神经衰弱、精囊炎、睾丸炎等。

中医学把有梦而遗称"梦遗"，无梦而遗称"滑精"，认为是由肾气不固所致。

【按摩点穴治疗】

治则：驱除病邪，补肾固封。

取穴：会阴、百会、印堂、神门、肾俞、命门、三阴交、太冲、太溪、涌泉。

操作：先用拇指指端点按会阴 100 次，点揉印堂 100 次、百会 300 次；再按点神门 50 ～ 100 次，按揉肾俞、命门各 100 次，并擦热腰骶部；然后按揉三阴交、太溪、太冲各 30 次，擦涌泉 200 次。每日 1 次。

小贴士

遗精多属功能性，因此在治疗的同时，认真对患者进行解释和鼓励，消除患者的疑虑，使其正确对待疾病。由某些器质性疾病引起的遗精、滑精，应同时治疗原发病。在临睡前，热水泡脚 15 分钟，然后按涌泉，有利于巩固疗效。

---

24. **中暑**　中暑是发生在夏季的一种急性病证，多因在夏季烈日之下暴晒，或在高温环境下长时间作业而引起的急性病症。临床主要表现为卒然头昏、头痛、心中烦乱、无汗、眼发黑、恶心、倦怠、四肢发冷，指甲与口唇发绀，甚则口噤不能言，神昏、转筋抽搐；或壮热、烦躁，或汗出气短、四肢逆冷、神志不清、血压下降或腹痛剧烈、欲吐不出。

本病属中医学“发痧”范畴，认为由感受暑热或暑湿秽浊之气，致邪热郁蒸，气血滞塞，正气耗伤而发病。轻者为“伤暑”；重者为“暑风”或“暑厥”。

【按摩点穴治疗】

治则：醒脑开窍。

取穴：水沟、十宣。

操作：中暑突然晕厥、不省人事者先重掐水沟，再掐十宣，交替进行，手法要快捷。

25. **肺炎**　肺炎是指各种致病因素引起肺实质炎症的一种呼吸系疾病。其病因以感染最常见，放射线、化学物质、过敏等亦能引起。临床主要症状为寒战、高热、咳嗽、咳痰、胸痛等。肺炎在临床上有三种分类方法：按病理解剖学分类可分为大叶性肺炎、支气管肺炎、间质性肺炎及细支气管炎；按病因学分类可分为细菌性肺炎、病毒性肺炎、支原体肺炎、真菌性肺炎、立克次体肺炎、衣原体肺炎、原虫性肺炎等；按病程分类可分为急性肺炎、迁延性肺炎及慢性肺炎。临床以大叶性肺炎、支气管肺炎为多见。

（1）大叶性肺炎：病变累及一个肺段以上肺组织，以肺泡内弥漫性纤维素渗出为主的急性炎症，多发生于青壮年。多种细菌均可引起大叶性肺炎，但绝大多数为肺炎链球菌。临床上起病急骤，常以高热、恶寒开始，继而出现胸痛、咳嗽、咳铁锈色痰、呼吸困难，并有肺实变体征及外周血白细胞计数增高等。

（2）支气管肺炎：又称小叶性肺炎，多发生于老人及小儿，分为一般支气管肺炎和间质性支气管肺炎两类。前者多由细菌感染所致，后者则以病毒感染为主，临床常笼统地诊断为支气管肺炎，起病急骤或迟缓，多数发病前先有轻度上呼吸道感染。轻者先有流涕、轻咳、低热、纳差，1～3日后突然高热，体温38～39℃，咳嗽加剧、气促而短；也有突然发热、咳嗽、气急、烦躁而发病者。弱小婴儿大多起病迟缓，发热不高，咳嗽和肺部体征均不明显，常见拒食、呛奶、呕吐或呼吸困难。

本病属中医学"咳嗽""肺闭"范畴。认为因起居不慎，寒温失调，饮食不节，操劳过度而致邪毒内侵于肺，痰热壅阻所致或由感冒转化而致。按摩点穴疗法治疗肺炎主要起辅助作用，具有改善临床症状、促进炎症吸收消退的效应，尤其是对于机体抗病力弱、肺部啰音和 X 线片阴影消退缓慢、病情迁延者用之更为适宜。

【按摩点穴治疗】

治则：宣肺、止咳、祛痰。

取穴：中府、肺俞、尺泽、列缺、鱼际、丰隆。

操作：用拇指指腹重按中府、肺俞，每穴约 30 秒钟，放松 10 秒钟后再按，一按一松，反复按压 10 余次，至局部出现胀感为止；用拇指指端用力扣按尺泽，约 20 秒钟，放松数秒钟后再次扣按，逐渐加大力量，一按一松，反复按压数十次，至局部现酸重感为止；用中指或示指指尖用力切（掐）按列缺、鱼际，每穴 2～3 分钟，至局部出现胀感为止；用拇指指腹置于丰隆上，其余四指置于小腿肚上作捏按，用力须重，捏按 30 秒钟后放松 10 秒钟，反复捏按 10 余次，直至局部出现酸胀感为止。每日 1 次。

高热不退者加捏大椎，揉曲池、合谷；头痛较重者加揉太阳、捏印堂；咳嗽、胸痛重者加揉孔最。

【疾病禁忌】

（1）忌食多糖之物：糖分是一种热量补充物质，功能单纯，基本上不含其他营养素。小儿肺炎患者多吃糖后，体内白细胞的杀菌作用会受到抑制，食入越多，抑制就会越明显，而加重病情。

（2）忌食辛辣食物：辛辣之品刺激大，而且容易化热伤津，故肺炎患儿的膳食中不宜加入辣椒油、胡椒及辛辣调味品。

（3）忌食油腻食物：肺炎患儿消化功能多低下，若食油腻厚味，更影响消化功能，必要的营养得不到及时补充，以致抗病力降低。因此，不宜吃鱼肝油、松花蛋黄、蟹黄、黄尾鱼、鲫鱼子，以及动物内脏等厚味食品。若喝牛奶应将上层油膜除去，乳母也应少吃油腻，以免加重病情。

（4）忌食生冷食物：若过食西瓜、冰淇淋、冰冻果汁、冰糕、冰棒、香蕉、生梨等生冷食物，容易损伤体内阳气，而阳气受损则无力抗邪，病情也难痊愈，故应忌食生冷食物，特别对有消化道症状的患儿更应禁忌。

（5）忌喝茶：肺炎多有发热，应忌喝茶水。因茶叶中茶碱有兴奋中枢神经的作用，可使大脑保持兴奋状态，还可使脉搏加快，血压升高。发热时，机体处于正邪相争的兴奋阶段，脉搏较快，饮茶后会刺激心肌，加重消耗，如此非但不能退热，相反还会使体温升高，诱发其他疾病。另外，茶中的鞣酸具有收敛作用，中医认为不利于肌表的邪气外散，对发热也是不相宜的。

（6）忌乱服清热药：金银茶、青果、板蓝根冲剂等清热药，对肺炎患儿有益，但不宜较长时间服用，特别对体质较弱者，勿轻易服用清热药。否则，会伤及人体正气，使原来的症状加剧。

26. 糖尿病 糖尿病是一种有遗传倾向，因代谢、内分泌失常而引起的慢性疾病。其症状在早期表现为无力、疲乏、消瘦、腰酸腿痛、皮肤瘙痒、男性阳痿、女性月经不调、便秘、视力障碍，典型症状为口渴、多饮、多尿、多食及体重减轻等。病情严重时可出现酮症酸中毒等。

正常人的血糖浓度无论在空腹或饭后，都需要保持相对稳定，不能出现过大的变化。科学家之所以对血糖关注，是因为糖是人体的主要供能物质。在糖、脂肪、蛋白质这三类可供选择的生命能源中，唯有糖经过人体消化吸收后，可以很容易地转化成血液中的葡萄糖（即血糖）。血糖总量的 2/3 供脑组织所用，它可以顺利地通过血 – 脑屏障，成为脑组织在正常情况下几乎是唯一的能量来源。由于人的脑组织中几乎没有糖原的储备，所以它对血糖有特殊的依赖性与敏感性。脑组织对缺糖、缺氧最为敏感，血糖不足很容易出现疲劳，甚至昏迷。但血糖异常升高，会导致人体不能将葡萄糖充分利用及储存而引起多方面的病变。

【按摩点穴治疗】

按揉中脘、膻中、关元各 50 次，按摩中脘、神阙顺、逆各 30 次，按揉肺俞、肾俞、命门各 30 次，捶击肾区 30 次，摩擦腰眼 30 次，按揉手三里、内关、足三里、三阴交各 30 次。

烦渴多饮、口干舌燥、尿频而量多者,加点按大椎30次,按揉尺泽30次;多饮易饥、形体消瘦、大便秘结者,加按揉肝俞30次,顺时针摩小腹30次,按揉承山、太冲、内庭各30次,每天1次。

独穴应用:取穴海泉(舌下,中央脉上侧),用小拇指斜顶承浆透海泉3～5分钟。

小贴士

(1)玉米须100克,薏苡仁、炒绿豆(研碎)各50克。水煎服。

(2)苦瓜不拘量,生食或炒食,可降血糖。

(3)红薯不拘量,煮熟或生食均可,能促进胰岛素分泌,改善餐后高血糖。

(4)牛蒡子研末,每次1.5克,水煎服,每日3次。

(5)西洋参5克,枸杞子10克,生地黄5克,葛根5克。用清水浸泡30分钟后,煎煮3次,合并药液,代茶饮。

(6)花粉50克,人参30克,瓜蒌根50克,研为细末,每次服5克,每日服两次,适于烦渴多饮者。

(7)熟地黄15克,花粉20克,山药、山茱萸各10克,泽泻15克。水煎服,每日服两次。此方适于尿频量多、混浊如膏者。

(8)冬瓜子30克,麦冬10～15克,黄连5克,水煎服。治口渴饮水不止、小便频多之糖尿病者。

(9)鲜柿子叶洗净,以食盐浸渍,每日晚食用5～6片。

---

27. 肥胖 肥胖是指人体摄入的热量和脂肪过高,脂肪积聚过多,体重超过标准体重的20%以上。影响人的形体美、造成行动不便、腰背酸痛、胆固醇升高,可诱发糖尿病、原发性高血压、动脉粥样硬化、冠心病和各种感染性疾病。肥胖也可继发于神经、内分泌和代谢性疾病,

或与遗传、药物有关。中医学认为，因嗜食肥甘厚味，胃肠积热；或饮食不节，喜夜食或精神过度紧张，干扰较大；或肝郁脾虚；或气（阳）虚，或用药不当等因所致。故所谓肥人多湿、多痰、多气虚。病在脾胃，肝、肾有关。气虚为病之本，痰湿为病之标。

目前，肥胖人口渐渐增多，全球已达 12 亿。联合国环境调查组织——世界观察协会公布的一项调查报告表明，肥胖正在成为世界范围的一个主要问题，与 20 世纪 80 年代相比，全世界超重人数大幅度增长，已有 12 亿人口。美国有 55％的人超重，23％的成年人肥胖，20％的儿童肥胖或超重。在英国，有 1/5 的妇女和 1/6 的男性肥胖；45％的男性和 33％的妇女超重。在西方国家，每年花在肥胖病上的支出占医疗总支出的 2％～5％。据我国有关部门公布的数字，我国肥胖人口已达到 7000 万左右，占总人口的 4％～5％，我国城市人口中有 17％是肥胖者，大中城市肥胖人口占总人口的 30％多，儿童有 51％是肥胖者。由此可见，防治肥胖刻不容缓。

【按摩点穴治疗】

治则：健脾祛湿。

取穴：分 3 组穴。一组为中脘至中极、肓俞至大赫、天枢至归来 5 条腹直线；二组为脊中至腰俞、脾俞至白环俞、胃仓至秩边 5 条腰骶直线；三组为曲泽至内关、足三里、丰隆、三阴交。

操作：第一组穴自上到下，以双拇指指腹推压，结合叩、振、揉、点等综合手法进行操作，5～10 分钟；第二组穴用先推后叩，交叉进行，并结合振、揉、擦等手法，约 10 分钟；第三组穴上肢用推压、揉按等手法进行操作，最后在下肢双侧足三里、丰隆、三明交，先强压，再揉压，然后点振，反复进行，约 10 分钟。每次操作约 30 分钟。指力由轻到重，用力均匀，灵活施术。每日 1 次。

小贴士

　　饮食调养对于肥胖患者至关重要，如果不注意饮食在减肥方面的作用，要想达到理想的效果是不可能的，也就是说饮食治疗是肥胖患者的第一选择。为此要做到：如原来食量较大，主食可采用递减法，一日三餐减去50克。逐步将主食控制在250～300克，主食如麦、米和一些杂粮可先用，但食量必须严格限制，养成吃到七八分饱即可的习惯。对含淀粉过多和极甜的食物，如甜薯、藕粉、果酱、糖果、蜜饯、果汁等尽量不吃，否则难以取得疗效。膳食中应注意供给低热能食物，以造成热量的负平衡，使长期多余的热量被消耗，直到体重恢复到正常水平。

二、外科、神经科病症按摩点穴治疗

　　1. 颈椎病　颈椎病是指颈椎段脊柱的临床疾患，它包括的范围很广。确切地说，颈椎病是指颈椎椎间盘、颈椎骨关节、软骨、韧带、肌肉、筋膜等所发生的退行性改变及其继发改变，致使脊髓、神经、血管等组织受损害（如压迫、刺激、失稳等）所产生的一系列临床症状，因而又称为颈椎综合征。中医学将颈椎病划入"痹证"范畴。

　　颈椎病虽然指颈部的疾患，但不能简单认为颈椎病是一种单一的疾病，颈椎病是一个受多种因素影响的综合的症候群。因为颈椎位于人体脊柱的上端，而脊柱是体内最重要的健康中枢，整个脊柱中所含的脊髓是人体二级生命中枢，仅次于人体一级生命中枢——头颅。另外，颈椎的位置还靠近人体的咽喉"要塞"，不仅要上承头颅的重量，还下接活动性较小的胸椎，既要负重，又要灵活活动。由于颈椎所处的位置特殊，由颈椎退变而导致的颈椎疾患，会对人体整体健康产生一系列影响。

从临床症状来看，颈椎病变不但会刺激到血管，引起以头晕为代表的一系列症状反应，而且会刺激到神经，会感觉到手麻、手痛，活动不便；刺激到颈部脊髓，问题就更严重，会影响到内脏功能、下肢行走等。从具体症状来看，颈椎病也是引起血压不稳、心脑血管病及慢性五官科疾病的重要原因。它会引起眩晕、耳鸣、记忆力差、心慌、胸闷、心律失常、胃痛和胃肠功能紊乱等多种症状，所以说颈椎病同时也是一种全身性综合性疾病。

【按摩点穴治疗】

治则：疏风散寒，温经通络，行气活血。

取穴：风府、风池、大椎、陶道、肩中俞、天宗、印堂、太阳、缺盆、阿是穴。

操作：患者正坐位，医者立于后侧，拿肩井，按天宗并揉压；从风府推压至陶道，按揉颈项及两侧，指拨并按揉颈肩部两侧（重点在患侧）；拿风池、肩中俞、阿是穴并揉压，同时活动颈部；按揉颈项部，点阿是穴，按揉、拍打背部，叩击肩部并搓之。

（1）神经根型：上述基本操作后，加点拨颈椎两侧（从枕骨粗隆开始至第7颈椎横突下方），拿弹患侧颈部并按揉压、擦颈肩部及患侧上肢，端压颈肩。

（2）椎动脉型：上述基本操作后，加推（推压）印堂至风府，按百会，揉太阳，按太阳片刻，沿少阳经推至肩中俞，梳头部两侧（重点在患侧），振击百会。

（3）交感神经型：上述基本操作后，加指拨颈前部两侧（重点在患侧），按揉缺盆，推头部，端压颈肩。

小贴士

　　热敷疗法可用热毛巾、暖水袋、热沙袋、电热毯和热醋、中药等器物。常用的中药热敷法是将中草药放入盆内或将中草药装入两个适当大小的布袋内煎煮20分钟左右。待药液温度降至60℃时，用毛巾浸入药液中，然后拧去部分药液，将热毛巾放于患处。如此反复数次，持续30分钟左右，每日2～3次。如使用药袋则可等温度降至合适时，取出药袋放于患处热敷，两个热袋交替使用。应用时皮肤有伤口应慎重，温度不能过高。

　　（1）水热敷法：取热水袋灌入60～70℃热水，外包一层毛巾，放置颈肩部压痛点（即阿是穴，下同）。

　　（2）姜热敷法：取生姜500克，洗净捣烂，挤出姜汁，然后将姜渣放在锅内炒热，用布包后敷颈部阿是穴。等冷却后再倒入锅内，加些姜汁，炒热后再敷。

　　（3）炒盐敷法：取粗盐500克入布袋，放置于颈部阿是穴。

　　（4）谷糠敷法：同炒盐敷法。将谷糠放在铁锅内炒热，趁热装入布袋，敷于颈部。

　　（5）中药热敷法：取当归、赤芍、防风、牛膝、桂皮、威灵仙、艾叶、透骨草各90克，装入布袋内缝针封口。加适量水煎热后，轻轻挤出多余水分，在适当热度时，敷于颈部阿是穴。

　　2.**落枕**　落枕是急性单纯性颈项强直、疼痛、活动受限的一种疾病。本病多由于躺卧姿势不良，枕头过高或过低，枕头软、硬程度不当，使一侧肌群在较长时间内处于高度伸展状态，以致发生痉挛；也有因睡眠时，颈背部当风，受风寒侵袭，致使颈背部气血凝滞，经络痹阻，使局部肌筋强硬不和，活动欠利；少数患者因颈部突然扭转或肩扛重物时，使部分肌肉扭伤或发生痉挛。临床主要表现为：急性起病，早上起床后（颈部活动后）颈部酸痛，强硬不适，转头困难，低头及仰视吃力，头多歪向一侧，动则痛甚，有的患者还牵涉肩背部疼痛。患部僵硬，并有明显压痛。轻者4～5天自愈，重者疼痛严重并向头部及上肢放射，可迁延数周。

本病属中医学"颈部伤筋""失枕"范畴，认为多因起居不当，受风寒湿邪侵袭，寒凝气滞，经脉瘀阻。

【按摩点穴治疗】

治则：疏风散寒，温经通络，行气活血。

取穴：外关、肩中俞、肩井、肩贞、小海。

操作：先用双拳轻轻拍打患者颈部疼痛处1分钟，再指掐患侧肩中俞，拿肩井、肩贞，弹小海，每穴2～3分钟，最后用拇指按在外关，左右旋转掐压。治疗时患者应将患侧手关节肌肉充分放松，并缓缓地最大角度地随意转动颈部。指掐外关穴约3分钟即可。随即将上法在另一侧施治一遍，病情即可缓解或治愈。

小贴士

正确的睡眠姿势有利于落枕的预防。正确的睡眠姿势是以仰卧为主，左、右侧卧为辅。有符合生理需要的保健枕，就能保证仰卧时枕头维护颈部的生理弯曲，使胸部在仰卧中保持呼吸顺畅，全身肌肉能较好地放松，有利于加深睡眠深度。

（1）患者仰卧，将枕头上缘置于平肩位，使头向后过伸呈仰枕位，坚持20～30分钟。

（2）继之将枕头向上移至肩与枕后粗隆之间，尽可能使枕头与

后项部充分接触，并使局部体位舒适，以保证颈椎的生理前屈位。此位置可自然入睡，坚持 1～1.5 小时即可，每日 1～2 次。

（3）枕头应呈长圆柱形，断面直径 15 厘米，长度约 40 厘米。

3. 肩关节周围炎　肩周炎，全称为肩关节周围炎，发病年龄大多在 40 岁以上，女性发病率略高于男性，且多见于体力劳动者。由于 50 岁左右的人易患此病，所以本病又称为五十肩。祖国医学称肩周炎为"漏肩风""冻结肩""五十肩"等，是以肩关节疼痛为主，先呈阵发性酸痛，继之发生运动障碍的一种常见病、多发病。患有肩周炎的患者，自觉有冷气进入肩部，也有患者感觉有凉气从肩关节内部向外冒出，故又称"漏肩风"。其病变特点是广泛，即疼痛广泛、功能受限广泛、压痛广泛。

肩周炎是肩关节周围肌肉、韧带、肌腱、滑囊、关节囊等软组织损伤、退变而引起的关节囊和关节周围软组织的一种慢性无菌性炎症。它的临床表现为起病缓慢，病程较长，病程一般在 1 年以内，较长者可达到 1～2 年。肩部疼痛，可为阵发性或持续性，急性期时疼痛剧烈，夜间加重，活动与休息均可出现，严重者有触痛，疼痛时汗出难耐，不得安睡，部分患者疼痛可向前臂或颈部放射。肩关节活动受限，尤以外展、外旋、后伸障碍显著，病情严重者不能刷牙、洗脸、梳头、脱衣、插衣兜等，甚至肩周炎局部肌肉萎缩等。

肩周炎的发病首先发生一侧肩部疼痛、酸痛或跳痛，夜间痛甚，初起因畏痛而不敢活动，久则产生粘连和挛缩，活动受限，尤以外展、上举、背伸时明显，甚者肩关节失去活动能力。主要症状是肩痛，有时放射到上臂，夜间疼痛明显，肩关节活动受限，影响洗脸、背手、梳头和穿衣等，给患者的日常生活带来极大的不便。

中医认为，肩周炎的形成有内、外两个因素。内因是年老体弱，肝肾不足，气血亏虚。外因是风寒湿邪，外伤及慢性劳损。另外，肩部的骨折、脱位，臂部或前臂的骨折，因固定时间太长或在固定期间不注意肩关节的功能锻炼亦可诱发关节炎。

【按摩点穴治疗】

治则：温经通络，行气活血。

取穴：合谷、列缺、曲池、肩髃、肩井、臑俞、云门、大椎。

操作：用手拍打患肩 30 次，然后用手掌擦揉患肩，至局部发热时止；捏拿患侧肩部及上臂部，往返 20 遍，点揉合谷、列缺、曲池、肩髃、肩井、臑俞、云门、大椎，每穴 3～5 分钟。每日 1～2 次。

【按语】

（1）并非所有肩周部疼痛均是肩周炎。有些心绞痛、心肌梗死可产生左肩疼痛，肝胆疾病可引起右肩痛，某些肺癌、颈椎病也可引起肩臂痛。在作出肩周炎诊断时，应排除以上情况及肩部恶性病变，以免耽误病情。

（2）活动、锻炼或手提重物时注意防止过猛、过快、过量，养成良好的防伤习惯。可利用体操棒、哑铃、吊环、滑轮、爬肩梯、拉力器、肩关节综合练习器等进行锻炼。注意应在无痛范围内活动，因为疼痛可反射性地引起或加重肌痉挛，从而影响功能恢复。每次活动以不引起疼痛加重为宜。反之则提示活动过度或出现了新的损伤，宜随时调整运动量。

下垂摆动练习：躯体前屈，使肩关节周围肌腱放松，然后做内外、前后、绕臂摆动练习，幅度可逐渐加大，直至手指出现发胀或麻木为止。此时记录摆动时间，然后直腰稍做休息放松，再做持重（1～2 千克）下垂摆动，做同样时间的前后、内外、环绕摆动（30～50 次），以不产生疼痛或不诱发肌肉痉挛为宜。也可在俯卧位下进行，即将患肩垂于床外，然后做放松摆动或提重物摆动练习。

小贴士

肩关节周围炎患者在各期均可以进行肩关节的功能锻炼，在早期可以预防粘连，在进展期可以阻止粘连的进一步发展，改善关节活动并预防关节的冻结，在后期又可以解除冻结，有利于恢复关节活动功能。常用锻炼方法如下。

（1）摇肩：健侧手叉腰，患侧手呈握拳状，肘臂伸直，然后做顺时针、逆时针的摇肩动作 20 次。

（2）背后拉腕：在患侧上肢内旋并后伸（向后摸脊）的姿势下，健手握住腕部，向健侧牵拉 20 次。

（3）爬墙松肩：患者面对墙壁，双肩上举，如爬墙状，以抬举肩关节 15 次。

（4）扶墙下蹲：面向墙壁站立，两臂前举同肩宽，两手扶墙壁固定，然后两腿屈膝下蹲，继而反复，做 5 次。

4. 颞下颌关节功能紊乱综合征　颞下颌关节功能紊乱综合征是指咀嚼肌平衡失调，颞下颌关节各组织结构之间运动失常而引起的疼痛、张口受限、弹响等综合征。本病好发于青壮年，以单侧较多见。临床表现为开口功能异常，张口或咀嚼运动时关节区域或关节周围肌群出现疼痛，有明显压痛，伴关节运动时弹响或杂音。

中医学认为本病的发生与肝肾亏虚、风寒侵袭有关。肝主筋，肾主骨，肝肾不足，则筋骨弛软而失其约束之力。复又风寒侵袭，容留经络，阻遏气血，致经络失养。

【按摩点穴治疗】

治则：舒筋活血，理筋整复。

取穴：下关、翳风、颊车、阿是穴（局部痛点）、风池、合谷。

配穴：上关、肩井、阳陵泉、大杼。

操作：先用中指指端点按患侧下关、翳风、颊车、阿是穴各100次，力度由轻到重，并出现酸胀感；拿捏风池、肩井、合谷、阳陵泉穴各20～30次；然后用大鱼际按揉、摩擦患处，由轻到重，使局部产生热感。每日1～2次。点穴前，用湿热毛巾外敷患处6～10分钟，以缓解局部肌紧张。点穴后，可加用艾条熏灸10～15分钟或配合理疗，效果更好。

小贴士

颞下颌关节功能紊乱综合征自疗注意事项：消除一切不利的精神心理因素，如改善神经衰弱症状，此病预后良好，要增强信心，并适当应用镇静催眠药。避免开口过大造成关节扭伤，如打哈欠、大笑。受寒冷刺激后，防止突然进行咀嚼运动，以免引起肌痉挛、关节韧带的损伤。纠正不良咀嚼习惯，如单侧咀嚼、夜间咬牙。张口练习，应每日进行，消除有害刺激，如治疗牙周炎、拔除阻生智齿、修复缺牙、矫正错合等。改变单侧咀嚼习惯，忌食硬物，治疗夜间磨牙等。

5. **肱骨内上髁炎** 肱骨内上髁炎，又名肘内侧疼痛综合征，俗称高尔夫球肘。以肘关节内侧疼痛、用力握拳及前臂做旋前伸肘、肱骨内上髁炎动作（如绞毛巾、扫地等）时可加重，局部有多处压痛，而外观无异常为主要肱骨内上髁炎，又称肱骨内髁症候群、肱骨内髁骨膜炎、肱桡关节内侧滑囊炎、高尔夫球肘等。肱骨内上髁部是前臂伸肌群的起点，由于肘、腕反复用力长期劳累或用力过猛、过久，使前臂伸肌总腱在肱骨内上髁附着点处，受到反复的牵拉刺激造成该部组织部分撕裂、出血、扭伤而产生的慢性无菌性炎症。有时还可以导致微血管神经束绞窄及桡神经关节支的神经炎等。肱骨内上髁炎主要表现为肘关节外上部疼痛，有时疼痛会向前臂内侧放射；病情较严重者，可反复发作，疼痛为持续性，致使全身无力，甚至持物掉落。

本病属中医学"痹证""伤筋"范畴，认为多因气血虚弱，风寒湿邪乘虚而入，气血运行不畅，痰阻经络、脉结失和所致。

【按摩点穴治疗】

治则：疏风散寒，温经通络，行气活血。

取穴：阿是穴、手三里、曲池、合谷。

操作：患者取正坐位，术者站立患侧，以一指弹、揉、推肘部及前臂肌群2～3分钟，点按痛点1～2分钟；拿捏手三里、曲池、合谷穴各30～50次；以一手大鱼际着力按揉局部2～3分钟，然后屈伸肘关节约10次，用手掌擦热局部。每日1～2次。

小贴士

症状轻微者，平时加强注意，几天或几个月后可自愈；如果反复发作，持续性疼痛、无力，甚至手里的东西会突然掉在地上，应及早就医。在生活中要注意：①打网球或羽毛球时，选择质地轻、弹性佳、品质优良的球拍，以减少手臂的负担。②买菜时，尽量使用推车，少用提篮；提壶、倒水、拧衣物，以及手提重物时要注意手腕姿势，不可背屈。③使用拖把拖地时，腿部略弯，以腰腿力量带动肩膀、手臂，而不是光用手臂的力量来拖动。④如有症状，应尽可能减少工作量，以免病情恶化。

---

6. **急性腰扭伤** 急性腰扭伤，俗称闪腰，为腰部软组织包括肌肉、韧带、筋膜、关节突关节的急性扭伤。急性腰扭伤多见于青壮年。主要

因肢体超限度负重，姿势不正确，动作不协调，突然失足，猛烈提物，活动时没有准备，活动范围过大等所致。一旦出现腰扭伤，患者立即腰部僵直，弯曲与旋转陷入困境，疼痛剧烈且波及范围大，肌肉痉挛，咳嗽或打喷嚏会使疼痛加重，难以行走，有的患者尚需家属搀扶，或抬至附近医院急诊。X线检查可见脊柱变直或有保护性侧凸。中医认为"腰者，一身之要，仰俯转侧无不由之。"急性腰扭伤的治疗采用按摩、点穴、理疗、中药内服等方法，能促进血液循环，缓解腰肌痉挛与腰部疼痛症状，恢复腰部功能，治疗上为非手术疗法。本病属中医学"腰痛""伤筋"范畴，认为由腰部伤筋，气血运行不通，气滞血瘀，不通则痛。

【按摩点穴治疗】

治则：活血通络，祛瘀止痛。

取穴：阿是穴（压痛点）、太溪、昆仑。

操作：按掐痛点，先在痛区找到明显压痛点，即用拇指指面按压于痛点上，拇指面与被压部位呈45°～90°角，按压时由轻渐重，达到患部感到酸胀即为得气。得气后持续1～2分钟，将指缓缓放松，反复5～7下。然后用拇指指尖施以掐法，操作渐渐用劲，由轻到重，切勿突然用力，以防损伤皮肤。得气后，再持续1分钟，指力逐渐减轻。并配合指揉法，以缓解掐后所出现的不适感。

小贴士

疾病预防：严格遵守操作规程，熟悉生产技术，防止蛮干，杜绝、减少工伤的发生。尽可能改善劳动条件，以机械操作代替繁重的体力劳动。劳动时注意力要集中，特别是集体抬扛重物时，应在统一指挥下，齐心协力，步调一致。掌握正确的劳动姿势，如扛、抬重物时要尽量让胸、腰部挺直，髋膝部屈曲，起身应以下肢用力为主，

站稳后再迈步；搬、提重物时，应取半蹲位，使物体尽量贴近身体。加强劳动保护，在做扛、抬、搬、提等重体力劳动时，应使用护腰带，以协助稳定腰部脊柱，增强腹压，增强肌肉工作效能。若在寒冷潮湿环境中工作后，应洗热水澡以祛除寒湿、消除疲劳。尽量避免弯腰性强迫姿势工作时间过长。

7. 慢性腰痛　慢性腰痛是一种临床常见病症，多表现为单侧或双侧腰部疼痛，时轻时重，疼痛处多有肌肉痉挛的现象，常伴有腰活动功能受限，影响弯腰、上下床等。造成慢性腰痛的疾病很多，如慢性腰肌劳损、腰骶椎关节炎、增生性脊柱炎、腰椎骶化、急性骶椎裂等病。中医学认为"腰为肾之府"，慢性腰痛与肾虚和感受风寒湿邪有关。腰痛先要查明病因，如有器质性疾病，应先治本。

【按摩点穴治疗】

治则：祛风除湿，补肾强腰。

取穴：夹脊穴、肾俞、腰阳关、八髎、委中、承山、昆仑。

操作：患者卧位，用擦、一指禅推腰骶部，点按腰部夹脊穴、肾俞、腰阳关、八髎、委中、承山、昆仑，每穴1～2分钟；擦腰骶部，以热感为度。每日1～2次。

小贴士

经穴按摩对腰腿痛有很好的疗效，但需要注意的是，按摩虽是腰痛的常用治疗方法之一，但也不可随意进行，需到正规医院诊治。如退休职工刘老伯有一天扭了腰，当时虽然感到腰部疼痛，但还能行走，未影响正常活动。第二天晚上，刘老伯在外蒸了桑拿浴之后，请桑拿"按摩师"做按摩，自称学过中医按摩的按摩师手揉、拳捶加脚踩，使刘老伯更加疼痛，趴在按摩床上不能活动。

中医按摩对于腰背部的肌肉筋膜疾患，如急、慢性腰肌劳损等引起的腰痛有疗效。通过按摩使背部肌肉、筋膜受到刺激，令紧张的腰部肌肉松弛，加速腰部的血液循环，从而减轻腰部的疼痛。但若按摩的手法不正确，或者力量不适当，不但治不好腰痛，还有可能加重腰痛的症状，甚至造成人为的损伤。就像前面提到的刘老伯一样，腰痛没有好转反而加重。

所以，在按摩时一定要找正规按摩师，另外并不是所有的腰痛单靠按摩都能解决。因此，腰痛后最好去正规医院找骨科或按摩科医师诊治，只有对症治疗，才能取得较好的效果。

8. 腰椎间盘突出症　腰椎间盘突出症又名"腰椎间盘纤维环破裂症"。腰椎间盘突出症俗称"腰腿痛"，属于中医"骨痹"范畴，它是椎间盘（纤维环）破裂后髓核压迫神经导致腰腿痛的一种骨科疑难病（图3-1）。腰椎间盘突出症可称得上是真的"大众病"，资料显示，有70% ～ 80%的腰腿痛患者由腰椎间盘突出症引起。事实也是这样，在医院的疼痛门诊中，腰椎间盘突出症患者同样是骨伤疼痛科的主要人群。由于腰椎间盘突出症的原因极其复杂，病程少则几天，多则几十年，严重危害着人体的健康。但现实生活中腰椎间盘突出症的预防还未得到大多数人的重视，待腰椎间盘突出症发生或病情发展到严重程度时，才追悔莫及。

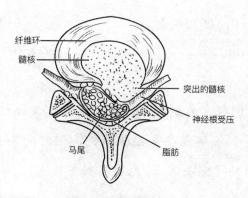

纤维环
髓核
突出的髓核
神经根受压
马尾
脂肪

图 3-1 腰椎间盘突出

本病属中医学"腰痛""腰腿痛"范畴，认为因腰部外伤、慢性劳损或感受寒湿之邪而致。

【**按摩点穴治疗**】

治则：补益肝肾，温经通络，行气活血。

取穴：压痛点、肾俞、环跳、承扶、委中、承山、昆仑、太溪。

操作：揉压法，用拇指或器械揉腰部痛点，手法要求柔和有力，达到深透骨骼，时间3～5分钟，以松解粘连、散瘀止痛。点穴法，用拇指或中指点压肾俞至太溪等穴，以得气为准。环跳穴可用肘关节进行点压，能增强效果。上述穴位可分两组交替施用，以疏通经络，使气血畅通。伸髋拉腿法，患者俯卧位，术者一手按住腰骶部，另一手缓缓将患侧下肢呈抛物线位，至最高限度，然后固定腰部的手用力下按，捏住踝关节的手顺势用力上拉，有时可闻及"咯唔"声。每日1～2次。

【**疾病禁忌**】

急性腰椎间盘突出症骶部的肌肉、韧带、筋膜等软组织突然受到牵拉而超过其弹性限度所致的急性损伤，当天一般不要按摩，以免局部血管扩张，发生渗血和加重水肿。24小时后，局部可用热敷、按摩、拔火罐等治疗，或食盐炒热布包敷患处，或用指尖、掌缘、半握拳的手均匀地敲击腰背部受伤的肌肉；还可用红花油、米酒等涂抹、按揉患处，以促进局部的血液循环，调和气血。

小贴士

在临床上我们经常看到腰椎间盘突出症患者经过治疗和休息后，一段时间病情得到缓解或临床症状消失，但时间不长，患者又常成为"拜访"医师的"回头客"，原因有如下几点。

（1）腰椎间盘突出症急性期经过治疗，虽然症状基本消失，但绝大多数患者的椎间盘髓核并未完全还纳回去，只是压迫神经根程度有所缓解，或者是和神经根的粘连解除而已。

（2）腰椎间盘突出症患者病情虽已稳定或痊愈，但在短时间内，一旦劳累或扭伤腰部可使椎间盘髓核再次突出，导致本病复发。

（3）腰椎间盘突出症患者在症状消除后，有的患者在寒冷、潮湿的环境下不注意保暖，致使风寒湿邪侵袭患病部位，加之劳累，则容易诱发腰椎间盘突出症。

（4）腰椎间盘突出症患者术后虽然突出节段髓核已被摘除，但手术后该节段上、下的脊椎稳定性依然欠佳，故在手术节段上、下两节段的椎间盘易脱出，而导致腰椎间盘突出症的复发。

由此说明，控制腰椎间盘突出症需要全面管理，彻底治愈腰椎间盘突出症并非一朝一夕的功夫，需要注意生活的各个细节，如此才有可能使疾病得到彻底的控制。

9. **坐骨神经痛** 坐骨神经痛是由多种原因引起沿坐骨神经通路及其分布区发生疼痛的一种综合征，可分为原发性和继发性两类。继发性坐骨神经痛按受损部位不同又可分为坐骨神经根炎，最常见的是第 4～5 腰椎椎间盘纤维环破裂，其次是椎管骨肿瘤、骨结核、蛛网膜炎等；坐骨神经干炎，多由腰骶神经丛及神经干邻近的病变引起，如骶髂关节病变、膨大子宫、子宫附件炎、髋关节炎及肿瘤压迫等。临床表现为先有一侧腰部及臀部疼痛，并向一侧大腿后侧、腘窝、小腿外侧及外踝部扩散。其疼痛特点一般是在持续性钝痛的基础上呈发作性加剧，如刀割样、针刺样或烧灼样，并常常因弯腰、咳嗽等动作及夜间加重。为减轻疼痛，患者被迫采取各种防御姿势，如站立时身体重量落于健侧下肢，脊柱凸向健侧；坐位时健侧臀部着椅，患侧臀部落空；卧位时向健侧卧位，患侧髋关节微屈。

中医认为，坐骨神经痛与肝肾亏虚有关。多由血气虚弱，肝肾亏虚，加上劳累过度或有外感寒湿之邪导致寒湿闭阻经脉、血气瘀滞所致。

【按摩点穴治疗】

治则：清热利湿，舒筋活络，补益肝肾。

取穴：环跳、委中、阳陵泉、承山、昆仑、太冲、压痛点。

操作：①先用搓点法在臀部和下肢后侧操作10分钟，用肘尖点压环跳穴1～2分钟；②用拨点或拿点委中、阳陵泉、承山、太冲穴各30～50次；③点按压痛点3～5分钟，按压昆仑50次；④用掌根按揉臀部和下肢后侧的肌肉2～3分钟，伸屈髋膝关节5～10次，叩击下肢1～2分钟，搓揉下肢压痛点5遍，并擦热下肢。每日1次。

【按语】

坐骨神经痛容易与哪些疾病混淆？

（1）腰椎间盘突出症：患者常有较长期的反复腰痛史，或重体力劳动史，常在一次腰部损伤或弯腰劳动后急性发病。除典型的根性坐骨神经痛的症状和体征外，并有腰肌痉挛、腰椎活动受限和腰椎前屈度消失，椎间盘突出部位的椎间隙可有明显压痛和放射痛。X线片可有受累椎间隙变窄，CT检查可确诊。

（2）马尾肿瘤：起病缓慢，逐渐加重。病初常为单侧根性坐骨神经痛，逐渐发展为双侧。夜间疼痛明显加剧，病程进行性加重，并出现括约肌功能障碍及鞍区感觉减退。腰椎穿刺有蛛网膜下腔梗阻及脑脊液蛋白定量明显增高，甚至出现 Froin 征（脑脊液黄色，放置后自行凝固）。脊髓碘水造影或 MRI（磁共振成像）可确诊。

（3）腰椎管狭窄症：多见于中年男性，早期常有间歇性跛行，行走后下肢痛加重，但弯腰行走或休息后症状减轻或消失。当神经根或马尾受压严重时，也可出现一侧或两侧坐骨神经痛症状及体征，病程呈进行性加重，卧床休息或牵引等治疗无效。腰骶椎 X 线片或 CT 可确诊。

（4）腰骶神经根炎：因感染、中毒、营养代谢障碍或劳损、受寒等因素发病。一般起病较急，且受损范围常常超出坐骨神经支配区域，表现为整个下肢无力、疼痛、轻度肌肉萎缩，除跟腱反射外，膝腱反射也常减弱或消失。

小贴士

　　许多坐骨神经痛的患者都可清楚地叙述发病是与一次突然的腰部"扭伤"有关，如发生于拎举重物、扛抬重物，长时间的弯腰活动或摔跌后。因此，当需要进行突然的负重动作前，应预先活动腰部，尽量避免腰部"扭伤"，平时多进行强化腰肌肌力的锻炼，并改善潮湿的居住环境，常可降低本病的发病率。本病患者急性期应及时就医，卧床休息，并密切配合中药治疗。

---

10. 腓肠肌痉挛　腓肠肌痉挛是小腿肚突然发生抽搐疼痛的一种病症，俗称"腿肚转筋"。现代医学认为，本病的发病原因主要是由于劳累过度、外伤、游泳或感受寒凉等。常见症状为下肢小腿肚的腓肠肌发生

抽搐、拘挛性的疼痛，有的患者在晚上睡眠时发生，常因疼痛而醒，有的在游泳或活动时出现，表现为小腿肚剧烈疼痛，肌肉痉挛强硬，活动受限。本病的病因主要有以下几个方面。

（1）寒冷刺激：外界环境寒冷、潮湿时，如游泳时水温过低，一些中老年人晚上睡觉没盖好被子。

（2）过度疲劳：当长途旅行、登山时，小腿肌肉最容易发生疲劳。

（3）睡眠姿势不当：如长时间仰卧，使被子压在脚面，或长时间俯卧，使脚面抵在床铺上，引起肌肉"被动挛缩"。

（4）睡眠过多：导致血液循环减慢，二氧化碳堆积。

（5）全身脱水失盐：身体出汗或排尿过多，使血液电解质紊乱，引起小腿肌肉痉挛，如中老年人进行桑拿浴，导致身体大量失水、失盐，没能及时补充含盐饮料。

（6）缺钙：中老年人血中钙含量低于正常值，使肌肉应激性增高。

（7）动脉硬化：当动脉发生硬化时，腿部血液循环会受阻不畅，血液供应减少，代谢产物不能被及时带走，当达到一定浓度时，就会刺激肌肉收缩，引起抽搐疼痛；血流受阻血供减少后，局部组织出现缺血、缺氧，生理、生化功能发生紊乱也可导致抽搐疼痛。

本病属中医学"痹证"范畴，认为寒凉之邪凝滞经脉，使气血运行不畅，不通则痛。

【按摩点穴治疗】

治则：疏风散寒，温经通络，行气活血。

取穴：委中、承山、阳陵泉、昆仑、太溪、照海、三阴交。

操作：发病时，即刻点按委中、承山，用泻法强刺激，直至缓解；然后点按阳陵泉、昆仑各 3 分钟；最后点揉太溪、照海、三阴交各 2 分钟。点穴完毕后，以左手或右手的拇指和其余四指拿捏患侧腓肠肌 5 ～ 10 遍，力量由轻到重，逐渐加强。

小贴士

平时的自我调养：要注意下肢保暖。尤其是在睡眠时，睡前热水烫脚，平时加强体育锻炼和运动，每日对小腿肌肉进行按摩，促进局部血液循环。为预防夜间小腿抽搐，老年人在膳食方面要多吃些含钙量高的营养食品，如牛奶、大豆、虾米、芝麻酱、海带等，也可在食品中加骨粉、乳酸钙等。为老年人烹制的菜和汤中加点醋或放几枚山楂、梅子，可促进食物钙溶化，易为人体所吸收。必要时补充一些维生素 E。另外，身体过度疲劳者，应适当休息，减少运动量，运动前要做充分准备活动；天热又进行量大的活动时，应在运动前或运动中及时补充含盐类的饮料。在游泳时如果水温过低，应做好热身活动，一旦在水中发生小腿肌肉痉挛，应立即改成仰泳姿势，并迅速游回岸边，暂时停止游泳。

11. **跟痛症**　足跟一侧或两侧疼痛，不红不肿，行走不便，又称脚跟痛。这是由于足跟的骨质、关节、滑囊、筋膜等处病变引起的疾病。常见的为跖筋膜炎，往往发生在久立或行走工作者，由长期、慢性轻伤引起，表现为跖筋膜纤维断裂及修复过程，在跟骨下方偏内侧的筋膜附着处骨质增生及压痛，侧位 X 线片显示跟骨骨刺。但是有骨刺不一定有足跟痛，跖筋膜炎不一定有骨刺。中医学认为，足跟痛多因肝肾阴虚、痰湿、血热等所致。肝主筋、肾主骨，肝肾亏虚，筋骨失养，复感风寒湿邪或慢性劳损导致经络淤滞，气血运行受阻，使筋骨、肌肉失养而发病。本病属中医学"痹证"范畴，认为多为肝肾阴虚、精髓不足所致。

【按摩点穴治疗】

治则：舒筋通络，活血止痛。

取穴：阿是穴、昆仑、太溪、阳陵泉、阴陵泉、大钟、命门、腰阳关、肾俞、关元、气海。

操作：足跟部用擦法，以热感为度，后叩击阿是穴 100 次，点按昆仑、太溪、阳陵泉、阴陵泉、大钟，每穴 1～2 分钟；按揉命门、腰阳关、肾俞，每穴 1～2 分钟，并擦热腰部；按揉关元、气海，每穴 1～2 分钟。每日每穴 1～2 次。

【按语】

（1）口服非甾体抗炎镇痛药物治疗；压痛点注射醋酸泼尼松龙，每周 1 次，往往 2～3 次治愈。跟后滑囊炎常发生在跟腱与皮肤之间，由摩擦损伤引起，表现为囊内积液、肿胀、压痛。应避免摩擦，囊内注射醋酸泼尼松龙有效。

（2）局部封闭治疗。

（3）矫正鞋垫缓解跖腱膜张力，减轻刺激，缓解疼痛；跟垫痛常见于老年人，跟垫弹力下降，整个足跟下方都有压痛。使用海绵跟垫及封闭疗法有效。

（4）久治无效的足跟痛可行跟骨钻孔减压术。跟骨骨骺骨软骨病常发生于 9 岁左右的男孩，跟腱用力时疼痛及局部压痛。骨骺愈合后，症状自愈。距骨下关节炎常发生于跟骨骨折后，如非手术治疗无效，应行跟距关节融合术。

12. 软组织损伤　软组织损伤是指除骨骼以外的组织损伤，包括关节周围肌腱、韧带、脂肪垫、肌肉过度扭曲或牵拉，引起损伤或撕裂。临床主要表现为受伤部位肿胀、疼痛、关节活动障碍，损伤部位压痛等。

本病属中医学"伤筋"范畴，认为多因碰撞、挤压、跌打、牵拉或扭曲所致，日久或加上风寒湿邪之侵袭而加重病情。

【按摩点穴治疗】

治则：活血化瘀止痛。

取穴：阿是穴、患部相对位置。

操作：先用强力摩擦指压法。为了增强摩擦力，手必须剧烈使劲。然后将手掌置于相对位置，慢慢地搓 0.5 ～ 1 厘米圆形，如此一边吐气一边进行 30 秒钟，休息 30 秒钟后，重复 3 次；在阿是穴（患部）进行揉压和震颤法，疼痛可缓解。

【按语】

早期即伤后 24 小时内，冷敷非常重要，可控制出血和渗出，减轻肿胀、疼痛等症状；中后期可采用理疗、按摩、活血药物治疗等，结合功能锻炼，促进瘀血与渗出的吸收、组织修复。同时要注意以下几方面。

（1）忌烟与烈酒，应少吃甜食、油腻与辛辣刺激性食品。

（2）要多饮水，常饮绿豆汤、金银花茶、菊花茶，有清热解毒、清心消暑之功。

（3）养成良好的卫生习惯，做到勤洗澡、勤洗手、勤剪指甲、勤换衣被。

（4）保持皮肤干燥清爽，汗腺通畅，是防止机体发生化脓性感染的有效措施。

（5）尽量防止蚊子、昆虫等叮咬，避免玻璃、钉子割伤，刺伤以及水火烫伤等，防止感染。

（6）患有瘙痒性皮肤病者，一定要积极治疗，避免搔抓，不可任意挤压排脓，以免炎症扩散。

13. **背肌筋膜炎**　背肌筋膜炎亦称"肌筋膜纤维组织炎""肌纤维综合征"，是临床常见病、多发病。以颈肩、两肩胛骨之间酸痛及肌肉僵硬发板、沉重感为主症，阴雨天及劳累后症状加重，颈肩背部有固定压痛点或压痛较为广泛。背部肌肉僵硬，沿竖脊肌走向常可触及条索状的改变。

本病属中医学"痹证"范畴，认为多因劳损、肝肾亏虚或外邪侵犯而致脉络、经筋受损，气血运行凝滞，瘀血内积，闭塞不通所致。对病程长、疼痛较剧烈者可配合局部热敷等。平时注意保暖，避免局部疲劳可预防或减缓症状。

【按摩点穴治疗】

治则：舒经活血，温经通络。

取穴：阿是穴（压交痛点）、颈胸段夹脊穴、风门、肺俞、天宗、肩井、曲池、合谷、外关、阳陵泉。

操作：按揉、一指禅推颈肩背部 3 遍，点按压痛点、颈胸段夹脊穴、风门、肺俞、天宗、阿是穴，每穴 1～2 分钟；拿肩井 30 次，按揉曲池、合谷、外关、阳陵泉，每穴 1～2 分钟。每日 1 次。

小贴士

长期伏案工作，其颈背部的肌肉长时间处于持续紧张状态，日久天长便会产生慢性劳损，发生背肌筋膜炎。其主要诱发因素是慢性劳损、寒冷、潮湿等，尤其是长时间背部肌肉收缩使背部肌筋膜及肌组织发生水肿、渗出及纤维性变，从而出现一系列临床症状。表现为背部弥漫性钝痛，尤以颈肩交界处及肩胛区更为明显，有时会有局部发凉、麻木、肌肉痉挛等症状。因此，连续伏案 40 分钟，应休息 5 分钟，并做颈背部活动，注意保暖，做局部热敷，对缓解病情有显著疗效。

---

14. 腱鞘囊肿　腱鞘囊肿是指在关节和腱鞘附近发生囊性肿胀的一种病症。临床主要表现为局部隆起，肿块呈圆形或椭圆形，大小不一，

高出皮面。初起质软，能触有轻微波动感，日久纤维化后，则可变硬，多无症状，少数按之有酸胀、疼痛或自觉无力感。发生于腘窝内者，直膝时则在深处而不易摸清楚，有部分腱鞘囊肿可自消。临床以腕关节背侧发病者为多见。腱鞘囊肿的治疗通过挤压或捶击，使腱鞘囊肿破裂，逐渐自行吸收，但是治疗后可能复发。与关节腔相通的不容易破裂，或采用穿刺抽出囊液，注入肾上腺皮质激素或透明质酸酶，有一定疗效。其他方法治疗无效时，可手术切除腱鞘囊肿。

本病属中医学"腕结筋""筋聚"范畴，认为多因劳伤或伤后气血阻滞、血不荣筋、夹痰瘀凝结而成。

【按摩点穴治疗】

治则：活血化瘀，行气化痰。

取穴：患部。

操作：医者以拇指（小囊肿用一拇指，大囊肿用双拇指）指腹代针按压在囊肿上，其余四指握住患者肢体，由小到大均匀加力揉挤，呈螺旋形疏导，当指下感到囊肿较前变软时，便猛加指力挤压囊肿，至指下有囊肿破溃感受时，再由大到小均匀减力，并以囊肿中心为圆心，向四周做划圆状揉按疏导患部 60～70 次，使囊液均匀分布于组织之间，以利囊肿迅速消散和囊液被完全吸收。

小贴士

电脑族要谨防腱鞘囊肿。腱鞘囊肿以女性和青少年多见，好发于关节或腱鞘附近，腕背、腕掌侧、桡侧、屈腕肌腱及足背发病率最高。慢性损伤使滑膜腔内滑液增多而形成囊性疝出或结缔组织黏液退行性变是发病的重要原因。长期和电脑打交道的人士，手握鼠标时间过长，或是姿势不正确，都可导致手关节滑膜腔的损伤而致

病。提醒大家，不要长时间使用电脑，若需要长时间上网，也应每隔1小时休息5～10分钟，休息时勤做室内运动，做柔软操或局部按摩，针对肩颈、上肢、手腕进行拉筋及肌力训练，以增加柔软度及肌力。

15. 第三腰椎横突综合征　第三腰椎横突综合征是指第三腰椎横突处及周围软组织的急性损伤、慢性劳损、感受风寒湿邪等，导致第三腰椎横突处发生无菌性炎症、粘连、变性及增厚等，刺激腰脊神经而引起腰臀部疼痛。多见于从事体力劳动者的青壮年。以一侧慢性腰痛，晨起或弯腰时疼痛加重，久坐直起困难为特征，腰痛如刺，痛处固定，拒按，常可引起同侧臀部及下肢后外侧放射痛。腰痛日久，酸软无力，遇劳更甚，喜按喜揉。第三腰椎横突处压痛明显，可触及条索状硬结。

中医学认为，因腰部外伤、慢性劳损或感受寒湿之邪而致。本病多发生于腰肌力量薄弱、体格瘦弱、反复弯腰者，平素宜保暖，避免感受风寒及腰部扭挫伤，加强腰背肌功能锻炼。

【按摩点穴治疗】

治则：舒筋通络，活血散瘀，消肿止痛。

取穴：阿是穴、肾俞、大肠俞、环跳、委中、昆仑、承山。

操作：按揉阿是穴，逐渐加力，以较重酸胀感为度，然后逐渐减力，反复3遍；按揉肾俞、大肠俞、环跳、委中、昆仑、承山，每穴2分钟，弹拨痛点，擦、一指禅推腰臀部3分钟。每日1次。

小贴士

可在痛点（阿是穴）用一根针强刺激手法，深刺达病区，捻针柄以提高针感，已有酸、麻、胀、串等"得气"征时，可留针

10～15 分钟。10 次为 1 个疗程，一般需 1～2 个疗程。封闭疗法也是常用的方法，在压痛点注入醋酸泼尼龙 25 毫克加 1% 或 0.5% 普鲁卡因 3～10 毫升，每周 1 次，4 次为 1 个疗程。要求注入部位一定要准确，注射时医师先以左手拇指触到横突尖为指示目标，然后沿拇指尖刺入 2～3 厘米，如有骨性感觉，即证明刺中横突尖，再将药物注入。如果注射准确，注入药物后弯腰及压痛点可完全无痛。

16. 头痛　头痛是临床常见的自觉症状，既可单独出现，亦可并发于其他疾病，如五官疾病、血管及神经系统疾病等很多疾病都可以引起头痛。其表现为额部、颞部及枕部的剧烈疼痛，有跳痛、胀痛、搏性痛，每次发作持续数小时，伴有恶心、呕吐、出汗、心慌、面色苍白或潮红、流泪。

本病属中医学"头痛""头风"范畴，认为由病邪阻络、头部脉络不通所致。按摩点穴疗法主要是对症治疗，治疗前应尽量明确病因，尤其用本法治疗无效时，应及时检查或采用其他疗法，以免延误病情。

【摩点穴治疗】

治则：祛风除湿，清利头目，镇肝息风，疏通经脉。

取穴：风池、天柱、百会、头维、印堂、太阳、合谷、太冲、昆仑、压痛点。

操作：拇指或示指用较重力量扪按双侧风池，后按天柱，隔 15 秒钟放松 1 次，反复按压，直至局部出现胀重感为止；用拇指指腹揉按百会，后揉按头维，用力中等，持续揉按 3～5 分钟，直至局部出现轻微热感或胀感为止；五指指端合成梅花指状，轻度叩击印堂穴及前额、颞顶、后头项背等处 3～5 分钟，以患者头痛有所缓解为宜；用双拇指指腹同时揉按双侧太阳，先顺时针方向揉按 30 次，再逆时针方向揉按 30 次，用力轻重视头痛轻重而定，症状轻者用力轻，重者用力适当加重；用拇指指尖用力切按合谷，每隔 10 秒钟放松 1 次，直至局部出现难以忍耐的酸痛感为止；用拇指指尖切按太冲，用力要重，每隔 15 秒钟放松 1 次，直至头痛稍有缓解为止；用拇指指腹置于昆仑，示指或中指指腹置于该穴背面（太溪穴），两指用重力捏按，每隔 15 秒钟放松 1 次，至出现酸感为度；用拇指指腹扣按头痛最厉害的部位（痛点），用力稍重，每隔 15 秒钟放松 1 次，反复多次，以局部疼痛缓解为止。每日 1 次。

17. 偏头痛　偏头痛是由于脑血管功能紊乱所引起的一种剧烈性头痛。疼痛位于一侧颞部，时痛时止，多呈周期性发作。一次发作可持续数小时或数日，以后逐渐减轻而至缓解，常在入睡后完全缓解，开始发作前常有先兆症状，如患者先有嗜睡、倦意、忧郁感或眼前出现闪光、暗点，有时还可出现面唇和肢体麻木、失语等。本病多见于女性，多在青春期发病，其中部分患者与月经周期有密切关系。男性亦可发生，而以中老年人为多见。精神紧张、过劳、气候变化、强光刺激、烈日照射、轻度低血糖、应用血管扩张药及利舍平、食用酪胺含量高的食物、巧克力、乳酪、柑橘及饮酒等均可诱发偏头痛。

本病属中医学"头风""头痛""厥头痛"范畴，认为多因风、火、痰、瘀及肝、脾、肾等脏腑功能失调，复感外邪而诱发。

【按摩点穴治疗】

治则：疏风降火，化痰祛瘀，补肾。

取穴：风池、大椎、前额眼眶至太阳、百会、头维、肩井、肝俞、心俞、脾俞、胃俞、肾俞。

操作：取正坐位，双目微闭。先捏、压、揉颈（自风池至大椎）3

遍，再揉压风池、太阳各 5 分钟，揉、推、压前额眼眶至太阳、风池 5 遍，再指压百会、头维穴各 1 分钟，然后震颤或五指叩击肩背部俞穴 3 遍，揉压肝俞、心俞、脾俞、胃俞、肾俞，共约 10 分钟，点压肩井穴 3 遍。依次进行操作，未止痛再施术 1 次。

【按语】

（1）生活规律，注意劳逸结合，保证充足睡眠，防止过度疲劳；防止冷热刺激，避免强光和烈日照射；适当多吃新鲜蔬菜和水果，不吃辛辣刺激性食物；戒烟酒。

（2）放松思想，解除紧张情绪，保持心情轻松愉快。

18. 三叉神经痛　三叉神经痛是指在三叉神经分布的面部区域内，突然发生的阵发性、短暂性的烧灼样或刀割祥的剧烈疼痛。疼痛多于下唇（下颌支）、上唇、鼻翼（上颌支）、眼眶（眼支）等处向外侧放射，不扩散至后头部。一般分为发作期与缓解期，发作期起病急骤，疼痛为阵发性，痛如刀割、锥刺、电击样阵痛，来去突然，持续时间仅数秒至数分钟，频率 1 天数次至 1 分钟多次，多深夜发作。在发作数周或数月后常可自行缓解数月至数年，即为缓解期。此病多见于中老年女性。主要由于头面部受风寒、精神刺激，以及牙齿感染等引起，少数患者是由鼻咽部的肿瘤以及颅内疾病继发所致，应加以区别。患有此病，无论是洗脸，或用冷水漱口、饮用热饮料、吹风均可诱发面部三叉神经所管的某一区域出现突发性疼痛。

本病属中医学"面痛"范畴，认为多由风寒邪气客于面部经络，致使筋脉拘急收引所致；或肝郁化火，循经上扰；或阴虚火旺，虚火上炎所致。

【按摩点穴治疗】

治则：疏风散寒，温经通络，行气活血。

取穴：眼支痛，阳白、头维、足临泣；上颌支痛，颧髎、合谷、外关；下颌支痛，下关、颊车、内庭。

操作：①眼支痛用示指或拇指指腹揉按阳白、头维，用力稍轻，各2～3分钟，直至局部出现酸胀感为止；再用示指尖用力切按足临泣，每隔20秒钟放松1次，反复切按，直至局部出现极强酸痛感为止。②上颌支痛用示指指腹扣按颧髎，用力中等，每隔20秒钟放松1次，如此反复，至出现较强酸感为止；再用拇指指尖切按合谷、外关，用力较重，至出现较明显的酸胀感为止。③下颌支痛，下关、内庭治疗方法同合谷。用拇指指腹扣按颊车，用力中等，每隔20秒钟放松1次，反复扣按2分钟后改用拇指指尖切按该穴，每隔20秒钟放松1次，直至出现较明显酸胀感为止。每日1次。

【按语】

（1）按摩点穴治疗本病效果较好，但尚应注意排除脑部占位性病变。

（2）保持心情舒畅，注意适当的体育锻炼，积极配合医师的治疗。

（3）避免食用刺激性食物和受凉等诱发因素。

19. 面瘫（周围性面神经麻痹）　周围性面神经麻痹是颈乳突孔内急性非化脓性面神经炎引起的周围性面神经瘫痪。起病突然，多在睡眠醒来时，发现一侧面部板滞、麻木、瘫痪，不能做皱眉、露齿、鼓颊等动作，口角㖞斜，漱口漏水，进餐时食物常常停滞于病侧齿颊之间；病侧额纹、鼻唇沟消失，眼睑闭合不全，迎风流泪。部分患者初起有耳后、耳下及面部疼痛，还可出现患侧舌前 2/3 味觉减退或消失、听觉过敏等症。

本病属中医学"面瘫"范畴，认为因风中经络、经气阻滞导致。

【按摩点穴治疗】

治则：疏风散寒，活血通络。

取穴：四白、地仓、下关、颊车、翳风、合谷、风池、曲池、足三里、三阴交、太冲。

操作：先用拇指指面点揉四白、地仓、下关、颊车、翳风穴各100次，又用大鱼际按揉患侧3～5分钟，以至局部有温热感为佳；再拿捏风池、曲池、合谷、足三里、三明交、太冲各20～30次，以至局部有较强的酸胀感为宜；然后用大鱼际按揉健侧1～3分钟，按揉患侧3～5分钟，以局部有温热感为宜。每日1次。

【按语】

（1）注意头面部保暖，勿用冷水洗脸，局部避免受寒吹风，必要时可戴口罩、眼罩防护。因眼睑闭合不全，灰尘容易侵入，每日点眼药水2～3次，以防感染。

（2）面瘫患者应注意功能性锻炼，如抬眉、双眼紧闭、鼓气、张大嘴、努嘴、示齿耸鼻，湿热毛巾热敷，每天3～4次以上。

（3）患者多为突然起病，难免会产生紧张、焦虑、恐惧的情绪，有的担心面容改变而羞于见人及治疗效果不好而留下后遗症，这时要根据患者不同的心理特征，耐心做好解释和安慰疏导工作，缓解其紧张情绪，使患者情绪稳定，身心处于最佳状态接受治疗及护理，以提高治疗效果。

（4）由于眼睑闭合不全或不能闭合，瞬目动作及角膜反射消失，角膜长期外露，易导致眼内感染，损害角膜，因此，眼睛的保护非常重要，减少用眼，外出时戴墨镜保护，同时滴一些有润滑、消炎、营养作用的眼药水，睡觉时可戴眼罩或盖纱块保护。

（5）以生姜末敷于局部面瘫侧，每日0.5小时；温湿毛巾热敷面部，每日2～3次，并于早、晚自行按摩患侧，按摩时力度要适宜、部位准确；只要患侧面肌能运动就可自行对镜子做皱额、闭眼、吹口哨、示齿等动作，每个动作做2个八拍或4个八拍，每天2～3次，对于防止麻痹肌肉的萎缩及促进康复是非常重要的。此外，面瘫患者应注意不能用冷水洗脸，避免直接吹风，注意天气变化，及时添加衣物，防止感冒。

小贴士

面瘫治疗偏方如下。

（1）鳝鱼血治疗面瘫：《世医得效方》以"大鳝鱼一条，以针刺头上血，左斜涂右，右斜涂左，以平正即洗去"的治法，说明涂鳝鱼血是自古以来中医治疗面瘫的方法之一。现代有人取鳝鱼血制成血膏，贴于患侧口角，3～5日换药1次，一般1次而愈。注意：复原则当将血膏揭去，不可矫枉过正。直接涂血的方法：①将鳝鱼血涂于患侧，30分钟后洗去；3日后再行第2次治疗。②先用面粉加水，调搓成面条，做成圆圈形，置于患侧面部，用消毒针头在面圈内地仓穴划"＋"字，渗血为度；最后，取鳝鱼一条，切头，使血滴于面圈内。2日后擦去，每隔2～5日1次。

（2）手法治疗面瘫：五指太极脊椎整骨手法治愈面瘫安全快速。巴豆酒3～5粒，外熏面瘫之手掌心劳宫穴，每次1～2小时，重者可治疗4小时，每日1次，5次为1个疗程。巴豆研细，放铝壶或玻璃瓶中，加入75％乙醇（酒精）或好烧酒500毫升，炖热外用。

20．面肌痉挛　面肌痉挛即面部一侧抽搐（个别人出现双侧痉挛），精神越紧张、激动痉挛越严重。由于面肌痉挛的初期症状为眼睑跳动，民间又有"左眼跳财，右眼跳灾"之称，所以一般不会引起人们的重视，经过一段时间病灶形成，发展成为面肌痉挛，影响到嘴角，严重的连带颈部。面肌痉挛可以分为两种，一种是原发型面肌痉挛，另一种是面瘫后遗症产生的面肌痉挛。两种类型可以从症状表现上区分出来。原发型的面肌痉挛，在静止状态下也可发生，痉挛数分钟后缓解，不受控制；

面瘫后遗症产生的面肌痉挛，只在做眨眼、抬眉等动作产生。本病属中医学"胞轮振跳""瞤目"范畴，认为是由于素体阴亏或体弱气虚引起阴虚、血少、筋脉失养或风寒上扰于面部而致。注意调畅情绪，保持充足睡眠，避免劳累、情绪紧张是防治本病的有效办法。

【按摩点穴治疗】

治则：益气养血，滋阴舒筋，疏风散寒。

取穴：眼点穴（位于上臂腋横纹肱二头肌外凹陷中，即臂臑穴上方凹陷处）、合谷。

操作：以右眼跳动为例，患者取坐位，医者立于患者前方或左侧，左手握其左手腕，右手拇指着于眼点穴，其余四指呈钳状附着相应后臂，先用拇指指腹轻揉 2 分钟，继用拇指与上臂呈垂直方向拨动 3 分钟，然后指腹点按 3 分钟，最后轻拿合谷穴 3～5 分钟。每日 1 次。

小贴士

食疗方药如下。

（1）龙眼肉粥：龙眼肉 15g，大枣 3～5 枚，粳米 100 克，煮粥热食。功效为养心补脾，安神除烦。龙眼肉是良好的养心补脾品，内含多种维生素和丰富的蛋白质，与红枣、粳米同煮粥，起协同作用。此膳是我国民间用于养心益智、健脾补血的美味佳餐。适合于面瞤不止、心烦不寐、食少体倦等症状患者。

（2）天麻炖鸽肉：天麻 10 克，健康鸽子 1 只。共炖熟食用，每日 1 只。功效为益气补血，息风解痉。方中鸽肉补肝肾，益气血；天麻息风解痉，合用治疗血虚生风引起的面瞤。

（3）苡米陈皮粥：薏苡仁 50 克，白芷 9 克，茯苓 20 克，陈皮 6 克。先煮薏苡仁为粥，后三味水煎去渣入薏苡仁粥中三五沸即成。

每日 1 剂,连服数日。功效为健脾化湿,除痰通络。适用于脾失健运,痰湿阻遏之面䀜、脘腹胀满、食少纳呆等症。

（4）苡米扁豆粥:薏苡仁 50 克,炒白扁豆 15 克,山楂 10 克,红糖、粳米适量。共加水煮粥。食前加红糖,供早、晚餐。功效为健脾化湿,活血通络。薏苡仁、白扁豆治脾虚有湿,山楂活血化积,红糖补血活络。全方使脾得健运,痰化湿除,面部络脉贯通。适于脾虚湿困,经络受阻之证。

21. 肋间神经痛　　肋间神经痛是指肋间神经分布区出现经常性疼痛,并有发作性加剧特征。原发性肋间神经痛较少见,病因主要与流感、疟疾等有关。继发性者多与邻近器官的组织感染、外伤或异物压迫等有关。此外,髓外肿瘤和带状疱疹亦常引起本病。临床表现为肋间疼痛,咳嗽、打喷嚏、深呼吸时加重。疼痛剧烈时可向同侧肩背部放射。检查:相应皮肤区域感觉过敏,沿肋骨边缘有压痛。本病属中医学“胸胁痛”范畴。认为多由邪犯少阳、肝气郁结、肝胆湿热而致经气失调、气血瘀阻所致。

【按摩点穴治疗】

治则:舒肝行气,通络止痛。

取穴:支沟、太冲、内关、外关、期门、肝俞。

操作:先用拇指指端置于支沟穴上,其余四指置于该穴背面,拇指用重力捏按支沟穴,每隔 20 秒钟放松 1 次,反复捏按 5 ～ 7 分钟,至局部出现明显酸胀感为止。次用拇指指端置于太冲穴上,其余四指置于足底,拇指用重力捏按太冲穴,每隔 20 秒钟放松 1 次,反复捏按 5 ～ 7 分钟,至局部出现强烈酸胀感为止。又用拇指指腹置于内关穴上,示指指腹置于外关穴上,两指同时用重力捏按,每隔 20 秒钟放松 1 次,反复捏按 5 ～ 7 分钟,至局部出现强烈酸胀感为止。然后用拇指指腹轻轻揉按期门穴

3～5分钟，至局部出现轻微胀感为止；用重力扪按肝俞穴，每隔20秒钟放松1次，反复扪按3～5分钟，至局部出现较明显胀重感为止。每日1次。

【按语】

（1）本病多与情志有关，注意保持心情舒畅；注意休息，避免劳累。

（2）如是心脏病、脊髓病等引起的肋间神经痛，在治疗的同时，对引起本病的原发病进行积极治疗。

22. 类风湿关节炎　类风湿关节炎是一种以关节滑膜炎为特征的慢性全身性自身免疫性疾病。滑膜炎持久反复发作，可导致关节内软骨和骨的破坏、关节功能障碍，甚至残废。血管炎病变累及全身各个器官，故本病又称为类风湿病。

本病属中医学"痹证"中"骨痹"范畴，认为是由于人体在素体虚弱、正气不足、腠理不密、卫外不固的前提下，复感风寒湿诸邪，使气血失运、经络痹阻而致。

【按摩点穴治疗】

治则：疏风散寒除湿，温经通络，行气活血。

取穴：阿是穴、受累关节周围穴位、至阳、灵台、督脉上的反应点。

操作：以揉法、按法为主，阿是穴、受累关节周围穴位用力宜轻，以免造成局部关节破坏加重；至阳、灵台、督脉上的反应点用按揉法，每穴1～2分钟。风寒重者加大椎、外关、风门，痰瘀者加丰隆，正虚者加足三里、三阴交，每穴1～2分钟。每日1次。

【按语】

（1）类风湿关节炎以手、腕、足、膝关节受累最为多见。要根据不同部位选择穴位。近关节部位取穴效果好。

（2）积极治疗，尤其对于急性期患者药物治疗是必需的。

小贴士

　　类风湿的概念须与风湿相区别。在 19 世纪中叶之前，人们往往将两者混为一谈。随着医疗科技的发展，人们对类风湿的认识越来越清楚。类风湿关节炎这一病名 1858 年由英国医师加罗德首先使用。1896 年舍费尔和雷蒙将该病定为独立的疾病，同年斯蒂尔对儿童型的类风湿关节炎作了详细的描述。1931 年塞西尔等人发现类风湿患者血清与链球菌的凝集率很高，1940 年瓦勒发现类风湿因子。1945 年卡维尔蒂发现类风湿关节炎 X 线表现特征，1961 年斯勒芬提出类风湿发病机制的自身变态反应理论，并得到确定。1941 年美国正式使用"类风湿关节炎"的病名。目前，除中、英、美三国使用"类风湿关节炎"病名外，法国、比利时、荷兰称为慢性进展性多关节炎；德国、捷克和罗马尼亚等称之为原发性慢性多关节炎；苏联称之为传染性非特异性多关节炎；日本则称为慢性关节风湿症。晨僵是类风湿关节炎的首个症状，早上起来患者会发现关节不灵活，起床活动后晨僵减轻或消失。同时患者还会出现关节肿痛，还可能会出现乏力、疲劳、发热等症状。

　　23. 神经衰弱　神经衰弱是指由于精神忧虑或创伤，长期繁重的脑力劳动，以及睡眠不足等原因引起的精神活动能力减弱。临床表现复杂，患者的症状几乎可涉及所有器官系统，最常见的临床症状为失眠多梦、头晕、疲倦无力、健忘、焦虑、忧郁等。尤以中老年人多见。

　　本病属中医学"不寐""郁证"范畴，认为人的意识、思维、情志等活动，皆属心肝所主，所以神经衰弱一病离不开心肝功能活动的衰退或亢进，且与脾肾有关。所以本病之起多因思虑过度、劳伤心脾，房事不节、肾气亏损、情志不好、肝气郁滞，肝肾阴虚、虚火上扰，心胆气虚、神志不宁、脏腑失调、阳不交阴所致。

【按摩点穴治疗】

治则：疏肝解郁，宁心安神。

取穴：印堂、太阳、百会、关元、中脘、三阴交、足三里、太冲、风池、涌泉、心俞、肝俞、脾俞、肾俞、身柱。

操作：先用双手拇指桡侧缘交替推印堂至前发际30遍，次用双手拇指螺纹面分推印堂至两侧太阳30遍；用拇指指面按揉百会50次，用大鱼际按揉太阳30次，摩关元、中脘各2～3分钟；再拿三阴交、足三里、太冲各20～30次，轻轻拿捏风池10次；然后由前向后用五指拿头顶，至后头部改为三指拿，顺势由上向下拿捏项肌3～5遍；又用双手大鱼际从前额正中线抹向两侧，在太阳穴处按揉3～5次，再推向耳后，并顺势向下推至颈部，做3遍；擦涌泉100次，至脚心发热为止，然后自上而下，用双手掌相叠按压脊柱2～3遍，用力点揉心俞、肝俞、脾俞、肾俞、身柱各20～30次；再自上而下，以双手拇指和示、中指指面相对用力捏提脊柱两侧的皮肤2～3遍。每日1次。

24. *抑郁症*　抑郁症是一种常见的精神疾病，主要表现为情绪低落、兴趣减低、悲观、思维迟缓、缺乏主动性，自责自罪，饮食、睡眠差，担心自己患有各种疾病，感到全身多处不适，严重者可出现自杀念头和行为。抑郁症是精神科自杀率最高的疾病。抑郁症发病率很高，几乎每7个成年人中就有1个抑郁症患者，因此它被称为精神病学中的感冒。抑郁症目前已成为全球疾病中给人类造成严重负担的第二位重要疾病，对患者及其家属造成的痛苦、对社会造成的损失是其他疾病所无法比拟的。造成这种局面的主要原因是社会对抑郁症缺乏正确的认识，偏见使患者不愿到精神科就诊。在中国，仅有2%的抑郁症患者接受过治疗，大量的患者得不到及时的诊治，病情恶化，甚至出现自杀的严重后果。另一方面，由于民众缺乏有关抑郁症的知识、对出现抑郁症状者误认为是闹情绪，不能给予应有的理解和情感支持，对患者造成更大的心理压力，使病情进一步恶化。中医学认为其由情志失调、气机郁滞而致。按摩点穴治疗本病的效果良好。嘱患者调情志，保持心情舒畅。

【按摩点穴治疗】

治则：疏肝解郁。

取穴：谷谷、列缺、风池、内关、通里、膻中、巨阙、中脘、气海、期门、太渊。

操作：先头部推运法、背部循压法各1遍，后平揉、压放合谷、列缺、风池以清脑镇静，内关、通里以滋阴安心，膻中、巨阙、中脘、气海以通任脉之气，期门、太渊以疏肝解郁，各50～150次。每日1次。点穴次序：先点上部穴，再点下部穴。手法宜轻而缓慢。

小贴士

抑郁症与一般的"不高兴"有着本质区别，根本不能混为一谈，它有明显的特征，综合起来有三大主要症状，就是情绪低落、思维迟缓和运动抑制（主要表现为运动机制受限）。情绪低落就是高兴不起来，总是忧愁伤感，甚至悲观绝望。《红楼梦》中整天皱眉叹气、动不动就流眼泪的林黛玉就是典型的例子。思维迟缓就是自觉脑子不好使，记不住事，思考问题困难。患者觉得脑子空空的、变笨了。运动抑制就是不爱活动，浑身发懒，走路缓慢，言语少等。严重的可能不吃不动，生活不能自理。

---

25. 失眠（不寐） 失眠是生活中最易发生的一种症状。其主要表现

为上床难以入睡，早醒或中间间断多醒，多梦，似睡非睡，或通宵难眠。这样的睡眠状况，如果发生的时间较短，且白天无其他明显不适症状，也不影响工作、学习和社会活动能力，可称失眠（不寐）。如果出现失眠持续时间2～3周以上，并有头晕胀痛、心慌心烦等症状，明显影响工作、学习和社会活动时，才是疾病的表现，当称失眠症。世界卫生组织对失眠的定义如下。

（1）有入睡困难，保持睡眠障碍或睡眠后没有恢复感。

（2）至少每周3次并持续至少1个月。

（3）睡眠障碍导致明显不适或影响了日常生活。

（4）没有神经系统疾病、使用精神药物或其他药物等因素导致的失眠。

中医将失眠称为"不得眠""目不瞑""不得卧""不寐"等。

【按摩点穴治疗】

治则：驱除实邪，养心安神。

取穴：印堂、太阳、角孙、风池、肩井、中脘、气海、关元、行间、太冲、足三里、申脉、照海。

操作：患者取坐位，术者以指推压印堂—太阳—角孙—风池，推数次，然后揉、点上述穴位，再拿肩井；患者取仰卧位，先围绕脐部进行顺时针揉，掌揉数次后改为指揉、指振，点中脘、气海、关元；直擦背部督脉，以擦热为度；揉、点行间、太冲、足三里、申脉、照海，每穴2～3分钟。每日1次。

小贴士

现代医学研究证实，人类睡眠愿望的产生与困倦程度与食物蛋白质内色氨酸含量密切相关。色氨酸能促进大脑神经细胞分泌一种催人欲睡的血清素，而小米中色氨酸的含量名列前茅。如在小米粥内加入适量的白糖，则产生的催眠效果更为理想。小米特别适合于脑力劳动者，如果出现失眠时服用小米粥，可使大脑思维活动受到暂时抑制，人就会产生困倦感觉。另外，小米含丰富的淀粉，进食后能使人产生温饱感，可以促进胰岛素的分泌，从而提高进入脑内色氨酸的数量。如果能每晚熬小米粥喝，经过数月，大多数人不仅睡得快、睡得香，而且次日早晨面色红润，精力充沛。

需要指出的是，喝小米粥治疗失眠，虽没有立竿见影的疗效，但坚持一两个月就会效果明显，而且可以节省费用，避免了因服药导致的不良反应，具有良好的安全性。具体食疗方法如下。

（1）小米50克煮熟后，再打入鸡蛋，稍煮即食，可起到养心安神之功，用于心血不足、烦躁引起的失眠。

（2）小米20克，半夏10克，水煎服，治胃弱或消化不良引起的失眠。

三、妇科、儿科病症的按摩点穴治疗

1. 痛经　痛经是指经期前后或行经期间出现的下腹部痉挛性疼痛。主要表现为妇女每逢月经来潮即发生难以忍受的下腹部阵发性疼痛，有时会放射至腰部，常伴有恶心、呕吐、尿频、便秘或腹泻，严重者腹痛剧烈，面色苍白，手足冰冷，甚至昏厥。痛经经常持续数小时或 1 ～ 2 天，患者痛苦不堪，影响日常生活及工作、学习。临床上分为原发性痛经和继发性痛经两种。前者指生殖器官无明显器质性病变，又称功能性痛经，主要包括内膜管型脱落（膜性痛经）、子宫发育不全、子宫屈曲、颈管狭窄、不良体姿及体质因素、变态反应状态及精神因素等；后者则为生殖器官器质性病变所致的痛经，主要包括子宫内膜异位症、盆腔炎、子宫肌瘤等引起的月经期疼痛。这里所谈的治疗主要针对功能性痛经。

本病属中医学"痛经""经行腹痛"范畴，认为由于经期忧思恼怒、冒雨涉水、感受寒邪，或久坐、久卧湿地所致气滞血瘀、寒湿凝滞，不通则痛；或因脾肾虚寒、气血虚弱，胞脉失养，不荣则痛所致。

【按摩点穴治疗】

治则：调理冲任，调和气血。

取穴：腹部、气海、关元、肾俞、八髎、腰骶部、地机。

操作：患者仰卧，用摩法顺时针在小腹部治疗，约6分钟，后以一指禅推法或揉法在气海、关元治疗，每穴约2分钟；患者俯卧，用指揉、一指禅推法在肾俞、八髎治疗，以酸胀为度，再在腰骶部用擦法治疗，以透热为度；地机用揉点法或点按法，约2分钟。每日1次。

【按语】

（1）点穴有显著的镇痛效果，一般于月经前7日开始治疗，每日1次（痛重者可加次），直至月经停止。

（2）功能性痛经者易治愈；痛经病程较长，尤其器官性病变者多缠绵难愈。

（3）注意经期卫生，保持外阴清洁；注意经期保暖，避免受凉；饮食忌寒凉。

（4）经期要避免剧烈运动和过度劳累，月经期不能冷水淋浴和游泳。

（5）平时要加强体育锻炼；注意情志的调节，对月经要有正确的认识，消除焦虑、紧张和恐惧心理。

小贴士

痛经的心理因素是明显的。据资料反映，经前情绪紧张、厌恶等情绪，可使子宫峡部张力增强，子宫肌须加强收缩才能排出经血，

引起痛经。在临床中也可发现，情绪紧张会引起痛经，情绪紧张而不稳的妇女比情绪稳定的妇女痛经多。此类患者在月经前往往容易焦虑和烦躁，在月经期间易出现恐惧和激动，并可转变为抑郁。

心因性痛经的治疗应从改变患者对月经的错误认识入手，这样才能消除紧张、焦虑及恐惧状态，减少机体的过度反应，促进良性循环。对于具有不良性格特征的人，应让她认识自己性格的缺陷，树立信心，使个性全面和谐发展，增强自己适应社会、战胜疾病的能力。对痛经紧张、焦虑症状严重者，可运用心理放松疗法，通过听音乐、看电视和做一些有兴趣的娱乐活动等分散对痛经的注意力，缓解其紧张情绪，从而减轻症状。

2. 月经不调　月经不调是指妇女的月经周期或经量出现异常，是常见的妇科疾病。以月经周期改变为主的有月经先期、月经后期、月经先后无定期、经期延长等；以经量改变为主的有月经过多、月经过少等。在经期、经量改变的同时，还可伴有经色、经质的改变。在此仅介绍月经先期、月经后期、月经先后不定期的按摩点穴治疗。

（1）月经先期：月经先期是指月经周期提前 7 日以上，并持续两个月经周期以上。可见于现代医学的排卵型功能失调性子宫出血，黄体功能不全和盆腔炎症的子宫出血。中医学认为，本病主要由血热扰于冲任，迫血妄行；或气虚统摄无权，冲任失固而致。

（2）月经后期：月经后期是指月经周期延后 7 日以上，并持续两个月经周期以上。如延后 3 ～ 5 日，或偶尔错后 1 次，下次如期来潮，无其他不适，不做病论。

中医学认为，本病主要由营血不足，血海空虚，月经不能按时满溢；或由寒客胞宫，阳气失于温煦，或肝郁气滞，气血运行受阻，经脉凝滞，冲任受阻而致。

（3）月经先后无定期：月经先后无定期又称"经乱"，是指月经不按周期来潮，提前或延后7日以上。中医学认为，本病主要由肝郁气滞，气血逆乱，血海不宁或肾气不足，冲任不调，血海蓄溢失常所致。

【按摩点穴治疗】

治则：调理冲任。

取穴：气海、三阴交、八髎。

操作：先以大鱼际揉按气海穴3～5分钟，摩腹，按顺、逆时针各5分钟；再以拇指螺纹面着力拿点三阴交50～100次，然后用掌根按揉八髎2分钟，并擦热腰骶部。同时从太冲、太溪、地机、肝俞、肾俞、关元、血海、足三里等穴中酌选2～3个，各按揉30～50次。每日1次。

【按语】

（1）本病一般应在经前7日开始治疗，至经停为1个疗程，每月治疗1个疗程。

（2）经行期间不宜对下腹部的穴位进行治疗。

（3）保持精神愉快，避免精神刺激和情绪波动。

（4）注意卫生，预防感染；注意外生殖器的卫生清洁；月经期绝对不能性交；注意保暖，避免寒冷刺激；避免过劳。

小贴士

食疗是月经不调的主要调治方法之一，具体如下。

（1）西瓜籽9克，研末，用水调服，每日两次。

（2）老丝瓜1个，烧存性，研末，每次服9克，盐开水调服，治月经过多。

（3）玫瑰花根、鸡冠花各10克，水煎去渣，加红糖服。

（4）月季花、益母草各 15 克，水煎加黄酒温服，治闭经。

（5）红花 10 克，黑豆 150 克，红糖 90 克，水煎服，治闭经。

（6）山楂、鸡内金各 10 克，焙干研面，每次服 10 克，每日两次，温开水冲服，治闭经。

（7）艾叶（醋炒）5 克，鸡蛋黄 2 个。将艾叶煎汤去渣，拌入鸡蛋黄，饭前温服，治月经淋漓不断。

（8）绵马贯众 15 克，醋炒后加水煎汤，每日 1 次，连服数日，治月经过多。

（9）干芹菜 50 克，水煎温服，常服可治月经提前。

（10）艾叶 6 克，红糖 15 克，水煎温服，最好在经行腹痛前先服 1～2 剂，痛时续服。

（11）黄豆 50 克，炒熟研末，苏木 20 克，同煎，加红糖适量服用。

3. 闭经　闭经为妇科病常见的病症之一，可由不同的原因引起。通常有原发、继发、真性、假性及病理性、生理性之分。凡年满 18 周岁，月经尚未来潮者，称为原发性闭经，多为先天性异常。月经周期建立后，又连续 6 个月以上无月经者，称为继发性闭经，多由继发性疾病引起。真性闭经，是指因某种原因所造成的无月经状态，如精神因素、营养不良、贫血、结核、刮宫过度、内分泌功能紊乱等。假性（或隐性）闭经，是指由于先天发育不良或后天损伤引起下生殖道粘连闭锁致月经不能排出者。以上均为病理性闭经。生理性闭经，是指在青春期前、妊娠期、哺乳期及绝经后的闭经。

中医认为，闭经有虚、实两种，虚者多因脏腑冲任失调，肝肾阴亏，精气不足，血海空虚，无血可下而致；实者多因气滞血瘀、寒凝阻滞，冲任不通，经血不能下行而致。

【按摩点穴治疗】

治则：补益肝肾，行气活血，通经。

取穴：膻中、气海、中脘、丰隆、足三里、合谷、三阴交、次髎。

操作：先拿根部揉膻中2分钟，并按压1分钟；又以示、中、环三指指腹揉中脘、气海穴各1分钟；再屈示指点按足三里、丰隆、合谷、三阴交、次髎各1分钟，以局部有酸胀为度；然后以手掌面横擦腰骶部，以透热为度；又自脐水平向下推至双大腿内侧部20～30遍。每日1次。

【按语】

很多功能性闭经可以预防，大多数继发性闭经也可以治愈，避免过度劳累和精神紧张，保持充足的睡眠，不断提高健康水平，必要时经过适当的治疗，加强心理疏导，给患者讲明疾病发生的原因，待患者情绪稳定好转后，大多患者月经会自如潮涨潮落，如约而至。鼓励患者要加强锻炼身体，或听音乐，或向朋友坦白心事，全力转移不良情绪的刺激。另外，医者及患者家人也宜加强患者心理疏导，疏导可选择多种方法，最好根据患者的人格特点而定。

4. 带下病　带下的量明显增多，色、质、气味发生异常，或伴全身、局部症状者，称为带下病，又称"下白物""流秽物"。相当于西医学的阴道炎、子宫颈炎、盆腔炎、妇科肿瘤等疾病引起的带下增多。

正常女子自青春期开始，肾气充盛，脾气健运，任脉通调，带脉健固，阴道内即有少量白色或无色透明无臭的黏性液体，特别是在经期前后、月经中期及妊娠期量增多，以润泽阴户，防御外邪，此为生理性带下。如《沈氏女科辑要》引王孟英说："带下，女子生而即有，津津常润，本非病也。"若带下量明显增多，或色、质、气味异常，即为带下病。《女科证治约旨》说："若外感六淫，内伤七情，酝酿成病，致带脉纵弛，不能约束诸脉经，于是阴中有物，淋漓下降，绵绵不断，即所谓带下也。"

中医学认为，本病多因脾虚运化失常，肾气不足，任、带二脉失于固约及湿毒下注所致。古代有五色带之名，尤以白带为多见。多因脾虚湿热，或寒湿困脾而致冲任不固，带脉失约所致。

【按摩点穴治疗】

治则：健脾祛湿。

取穴：带脉、气海、关元、足三里、三阴交、阴陵泉、脾俞、行间、八髎。

操作：先点揉带脉、气海、关元各 3 ～ 5 分钟，并逆时针摩腹 10 分钟，再掌振下腹部 2 ～ 3 分钟；拿点双侧足三里、三阴交、阴陵泉各 30 ～ 50 次，并各（每穴）按揉 2 ～ 3 分钟；揉脾俞、捏行间各 3 ～ 5 分钟，然后用掌根按揉八髎，并擦热腰骶部。每日 1 次。

【按语】

（1）按摩点穴治疗带下有一定的治疗效果，但应结合全身症状和其他病史等综合分析，查明原因，明确诊断，再予治疗。

（2）平时应节制房事，注意经期卫生，保持外阴清洁。

（3）忌涉水游泳，以避免下腹受冷。

（4）忌过度进食生冷寒凉食物，如蛤蜊、蛏子、河蚌、田螺等。

（5）多食一些具有补脾、温肾、固下作用的食物。如淮山药、芡实、白扁豆、莲子、栗子、榛子、白果、薏苡仁、蚕豆、黑木耳、豇豆、核桃仁、淡菜、海参、龟肉等。

小贴士

患有此病的女性，除应针对病因进行治疗外，饮食疗法也值得一试。

（1）白果豆腐煎：白果 10 个（去心），豆腐 100 克。炖熟服食。

（2）三仁汤：白果仁 10 个，薏苡仁 50 克，冬瓜仁 50 克。水煎，

取汤半碗，每日 1 次。

（3）藕汁鸡冠花汤：藕汁半碗，鸡冠花 30 克。水煎，调红糖服，每日服 2 次。

（4）莲子枸杞汤：将 30 克莲子（去心）、30 克枸杞子洗净，加水 800 毫升，煮熟后食药饮汤，平均每日 2 次，一般 7～10 日见效。适用于白带增多。

（5）鱼鳔炖猪蹄：鱼鳔 20 克，猪蹄 1 只。共放砂锅内，加适量的水，慢火炖烂调味食，每日 1 次。

（6）鸡肉白果煎：鸡肉 200 克（切块），白果 10 克，党参 30 克，白术 10 克，淮山药 30 克，茯苓 15 克，黄芪 30 克。煮汤，去药渣，饮汤食肉。每日 1 料。

（7）扁豆止带煎：白扁豆 30 克，淮山药 30 克，红糖适量。白扁豆用米泔水浸透去皮，同淮山共煮至熟，加适量红糖，每日服 2 次。

（8）胡椒鸡蛋：胡椒 7 粒，鸡蛋 1 枚。先将胡椒炒焦，研成末，再将鸡蛋捅一小孔，把胡椒末填入蛋内，用厚纸将孔封固，置于火上煮熟，去壳吃。每日 2 次。

5. **妊娠呕吐**　妊娠呕吐是指妊娠早期出现的厌食、择食、恶心、呕吐，甚至反复呕吐，不能进食等症。一般在怀孕 2 个月前后出现症状，表现为空腹或食后脘闷，呕吐少量黏液、胆汁或食物，厌食，口淡无味，甚则头晕、头重、四肢倦怠。

本病属中医学"妊娠恶阻"范畴，认为由冲脉之气上逆、胃失和降所致。临床辨证分为脾胃虚弱与肝胃不和两型。

【按摩点穴治疗】

治则：调气和中，降逆止呕。

取穴：缺盆、膻中、中脘、内关、阴陵泉、足三里、丰隆。

操作：先用中指指端点揉缺盆、膻中、中脘各30秒，以局部有温热感为佳；双手叠掌顺时针方向摩腹6～8分钟；再屈示指点压内关、阴陵泉、足三里、丰隆各30～40下，以局部有酸胀感为度；然后自上向下在背部足太阳膀胱经施擦法2～5分钟。每日1～2次。

【按语】

（1）恶阻重者，影响身体健康，也影响胎儿成长，故须及时治疗。按摩点穴治疗有较好疗效，对孕妇、胎儿无不良影响。

（2）治疗中禁用下腹部穴位，要慎用下肢穴位，手法要轻柔，以免损伤胎气。

（3）严重者，卧床休息，室内保持清洁安静，避免不良刺激，要保证充足睡眠。

（4）调整饮食结构，饮食要清淡可口、易消化，且富有营养，进食要少食多餐，可适当增加酸味、咸味，以及有助于消化吸收的食物。

6. 产后缺乳　产后缺乳是指产妇哺乳期间，乳汁分泌过少，甚至全无，不能满足喂哺婴儿需要。临床表现除产后乳汁甚少或全无外，乳房表现为柔软，不胀不痛；有的则为胀硬而痛，并伴有发冷、发热等全身症状。现代医学认为，产后缺乳与孕前及孕期乳腺发育较差、分娩时出血过多、授乳方法不正确、过度疲劳、恐惧、不愉快等因素有关。

本病属中医学"缺乳""乳汁不行"范畴，认为由产后脾胃虚弱、生化不足或肝郁气滞、经脉运行不畅所致。

【按摩点穴治疗】

治疗：健脾养血，疏肝理气。

取穴：膻中、中脘、足三里、三阴交。

操作：令患者仰卧，点揉膻中2分钟，点揉中脘1分钟，点揉足三里、三阴交各2分钟，节奏要快。

脾胃虚弱者加点按大椎穴1分钟，点揉气海、关元各1分钟，心俞、肝俞、脾俞、胃俞各3分钟；肝郁气滞者加点按章门、期门各2分钟，阳陵泉、太冲各1分钟，掐少泽1分钟

按摩点穴治疗后，配合乳房按摩，用五指指腹轻轻抓揉乳房10～20次，然后以掌托住乳房轻轻振动1～3分钟。每日1～2次。

独穴应用：取穴乳根（乳头直下，乳房下沟凹陷处），用小指斜向上点按5～6分钟。

【按语】

（1）在治疗期间要保持心情愉快。

（2）保证足够的营养，可吃促进乳汁分泌的鸡汤、鲫鱼汤、猪蹄汤等。

（3）纠正不正确的哺乳方法，定时哺乳，每次哺乳尽量让婴儿吸空乳液，建立良性的泌乳反射。

小贴士

（1）冬瓜皮30克，猪蹄1只。水煎，喝汤，吃猪蹄。

（2）南瓜子10克，鸡蛋两个。共炒食，每日1次。

（3）花生米90克，猪蹄1只（前腿）。共炖服。

（4）红薯叶180克，和猪蹄煎汤食之。

（5）赤小豆250克，煮汁服。

（6）嫩丝瓜（连皮）与豆腐煮食。

（7）干豌豆50克，加水炖至酥烂，调入适量红糖，每日1～2次，

食豆喝汤。

（8）干虾米 150 克，黄酒适量。用黄酒将虾米炖烂，然后兑入熬好的猪蹄汤服食。

（9）猪蹄 1 只，花生米 50 克，香菇 15 克，调料少许。煮熟后食用。

（10）猪肝 250 克，干黄花菜 50 克，花生米 50 克。炖食，每日 1 次。

（11）核桃仁 50 克，黑芝麻 100 克。炒熟共研末，米酒冲服，两天服完。

7. 子宫脱垂　子宫脱垂是指子宫从正常位置沿阴道下降，至子宫颈外口达坐骨棘水平以下，甚至全部脱出阴道外口。临床表现为子宫脱垂，过劳、剧咳、排便用力太过等情况下，常可引起反复发作，伴有小腹、阴道、会阴部下坠感，腰腿酸软，小便次数增多，阴道局部糜烂，分泌物增多等。子宫脱垂常合并有阴道前壁和后壁膨出。分娩造成宫颈、宫颈主韧带与子宫骶韧带的损伤及分娩后支持组织未能恢复正常为主要原因。此外，产褥期产妇多喜仰卧，且易并发慢性尿潴留，子宫易成后位，子宫轴与阴道轴方向一致，遇腹压增加时，子宫即沿阴道方向下降而发生脱垂。产后习惯蹲式劳动（如洗尿布、洗菜等），都可使腹压增加，促使子宫脱垂。

本病属中医学"阴挺""阴脱"范畴，认为多因产后或产育过多，耗损肾气，胞脉弛松；或因脾胃虚弱，中气下陷；或肝经湿热下注所致。

【按摩点穴治疗】

治则：补益脾肾，益气固脱。

取穴：百会、气海、维道、足三里、三阴交、中极、提托、子宫、脾俞、肾俞、八髎、会阴。

操作：患者仰卧，先点按百会3分钟，点揉气海2分钟，点揉维道、足三里、三阴交各1分钟；以单手掌、指提拿中极处肌肉10遍；以掌根按于耻骨，向上用力施震颤法1分钟；再以指点提托、子宫各3分钟。

患者俯卧，点揉脾俞、肾俞、八髎各3分钟，以热透腹中为度；再以示、中指按会阴，行震颤法，以局部酸胀为度。每日1次。

【按语】

（1）产后需多卧床，防止子宫后倾；分娩后1个月内应避免增加腹压的劳动。

（2）平时保持大便通畅，哺乳时间不宜过长。

（3）坚持做骨盆肌肉锻炼，其锻炼方法是坐位，做忍大便的动作，继而缓慢放松，如此一紧一松连续地做，每日2～3次，每次3～10分钟。

（4）防风寒，忌食辛辣燥烈之物，注意小腹保暖、节房事，有利于巩固疗效。若能配用补中益气汤加枳壳，水煎内服，效果更佳。

（5）注意避免登高、举重及劳动太过，以防复发。

8. **慢性盆腔炎**　盆腔炎是指妇女盆腔内生殖器官及其周围组织受细菌感染后引起的慢性炎症。临床表现为下腹部隐痛下坠，腰骶部酸痛，常有劳累、性交后、排便时或月经期前后加重，月经量多或行经时间延长，白带增多，性交痛，下腹部或可触及包块。一般为急性盆腔炎未能彻底治愈，或因体质较差，抵抗力低下，病程缠绵或反复感染所致。但相当多的患者无急性盆腔炎的病史，而常有流产、分娩、宫腔内不洁操作，或经期、产褥期性交史。

祖国医学中没有"盆腔炎"病名的记载，但根据其临床表现，可概括于"热入血室""带下病""妇女癥瘕""经血不调""经行腹痛""不孕"等病之中。初期多属于下焦湿热之炎症型，迁延日久可成气滞血瘀之包块型。

【按摩点穴治疗】

治则：清热利湿，活血化瘀。

取穴：主穴为中极、八髎、大椎、风池、三阴交。配穴为关元、子宫、曲池、合谷、阴陵泉、地机、大敦。

操作：先手掌面摩中极或关元穴 3～5 分钟，以透热为度，按揉中极、三阴交、大敦各 50～100 次，掌振下腹部 2～3 分钟；再擦按腰骶部 5～10 分钟，掌按并擦热八髎穴处；按揉大椎 100 次，然后用力拿捏风池或曲池、合谷各 20～30 次。每日 1 次。

【按语】

（1）本病是不孕症的常见病因，对于未生育的妇女来说，预防本病尤为重要。预防本病最重要的是避免计划外怀孕而做人工流产术，在三期（月经期、妊娠期和产褥期）严禁性生活。

（2）本病为慢性病，给患者带来的痛苦一般较轻，容易被忽视。但不坚持治疗，使病程日久，缠绵难愈。

（3）慢性盆腔炎若继发感染，可呈急性发作，应以药物治疗为主，本法为辅；慢性盆腔炎至少需要连续治疗 3～5 个疗程才能见效，若配合药物治疗，则可缩短疗程，提高疗效。

（4）要解除思想顾虑，保持心情舒畅，增强治疗信心。注意营养，要劳逸结合，进行适当的体育锻炼，以增强体质和提高机体抗病能力。

【疾病禁忌】

（1）忌食辛辣刺激性的食物：如酒、浓茶、咖啡、辣椒等食物能刺激炎症病灶，促使局部充血，加重病情。所以，慢性盆腔炎患者应忌食辛辣刺激性食物。

（2）忌食温补食物：如狗肉、羊肉、鹅肉、龙眼肉、红参、鹿角胶等。因慢性盆腔炎病性属热居多，温热食物犹如火上浇油，会出现带下黄稠、口苦、身热等现象。所以，慢性盆腔炎患者应忌食温补食物。

（3）忌食油腻食物：如肥肉、油炸食品等。慢性盆腔炎的发病与体质因素甚为密切。油腻之物，往往会引起食欲下降，影响脾胃功能，阻碍营养物质的吸收，导致体质下降。所以，慢性盆腔炎患者应忌食油腻食物。

（4）忌食生凉食物：如冷饮、冰冷瓜果、凉拌菜等。慢性盆腔炎不仅与热有关，也与血液瘀滞有密切关联，患者常常伴有少许腹痛等症状。如多食会加重瘀滞，导致病痛不止的后果。所以，慢性盆腔炎患者应忌食生凉食物。

9. 崩漏（功能失调性子宫出血） 功能失调性子宫出血是指全身及生殖器无明显器质性病变，而是由于调节生殖的神经内分泌机制失常所引起的异常子宫出血，简称为"功血"。临床上表现为月经周期紊乱、经期延长、血量增多，或不规则流血，量时多时少，常出现贫血。亦有的月经频发，月经量多。检查生殖器无明显异常。本病分为无排卵性功血和排卵性功血两种，前者是排卵功能发生障碍，好发于青春期及更年期；后者系黄体功能失调，多见于育龄期妇女。现代医学认为，机体受内外因素，如精神过度紧张、环境和气候的改变、营养不良或代谢紊乱等影响，可通过大脑皮层，干扰下丘脑－垂体－卵巢轴的相互调节和制约。这种关系失常时，突然地表现在卵巢功能的失调，从而影响子宫内膜，导致功能失调性子宫出血。

本病属中医学"崩漏"范畴，古谓"经乱之甚"，与"月经不调"同属不规则子宫出血。凡经血量多而阵下、大下为崩；量少而持续不止，或止而又来，淋漓不断的为漏。中医学认为"肾主生殖""肾为生命之源""经本于肾"，功能失调性子宫出血多与肾有密切关系，并与肝、脾及血瘀等也有一定联系。

【按摩点穴治疗】

治则：调和冲任，活血化瘀或益气固脱。

取穴：中极、关元、子宫、次髎、血海、合谷、太冲、三阴交。

操作：先用示指或拇指指腹用重力扪按中极、关元、子宫、血海各 2～3 分钟，每隔 10 秒钟放松 1 次，以局部有酸胀感为止；再用拇指指端用重力扪按次髎，每隔 20 秒钟放松 1 次，反复扪按 3～5 分钟，以局部有明显酸胀感为止；又以拇指指端用重力捏按合谷、太冲各 2～3 分钟，每隔 10 秒钟放松 1 次，以局部有较强烈酸胀感为止；然后用拇指指腹用重力扪按三阴交，每隔 10 秒钟放松 1 次，反复扪按 3～5 分钟，以局部有明显酸胀感为止。每日 1 次。

【按语】

本病可因气候寒热骤变，生活贫困，躯体疾病，长期营养不良，正常生理代谢紊乱，并通过大脑皮层的神经介质干扰下丘脑，致使卵巢功能失调，性激素分泌失常，最终导致功血。国外报道 70% 的功血患者有情绪障碍和性生活不和谐。因突然生活事件如亲人亡故、重大的精神创伤、生活环境和方式的改变等，使许多妇女适应不良，情绪反应剧烈，从而通过自主神经使盆腔瘀血致月经量过多，出现功血。多次发生功血者，每次行经时间延长、经量过多都会造成患者的紧张恐惧，从而加重病情，造成恶性循环。研究发现，性格内向执拗、感情脆弱、易偏听偏信、不听劝阻者易患此病。心理调节是功血患者重要的辅助治疗方法，对更年期功血患者，可用激素治疗。功血的治疗应将内分泌干预、全身支持疗法与情绪调控有机结合。查明出血性质后给以抗炎、调经、恢复卵巢功能等药物，对出血严重的患者可采用刮宫术。

10. 乳痈（急性乳腺炎） 急性乳腺炎是指乳房的急性化脓性感染，为细菌（金黄色葡萄球菌等）经乳头皲裂处或乳管口侵入乳腺组织所引起。本病以初产妇为多见,好发于产后第 3～4 周。发病前常有乳头皲裂、乳头隐畸形、乳房受挤压、乳汁淤积等诱因。本病初起乳房肿胀、疼痛,肿块压痛,表面红肿,发热;如继续发展,则症状加重,乳房搏动性疼痛。严重者伴有高热、寒战,乳房肿痛明显,局部皮肤红肿,有硬结、压痛,患侧腋下淋巴结肿大,压痛。炎症在数天内软化,形成乳房肿,有波动感,脓肿深的局部皮肤发红及波动感不明显。形成本病的主要原因有乳腺管阻塞,乳汁淤积;或因婴儿吸乳时损伤乳头所导致。

本病属中医学"吹乳""乳痈"范畴,认为由肝郁胃热,乳汁郁滞,又因乳头皲裂、哺乳不当、乳头不净等因素导致毒邪乘虚入侵而成。

【按摩点穴治疗】

治则:乳络通畅,清热散结。

取穴:膺窗、期门、天池、肩井、温溜、梁丘、下巨虚、丰隆、内庭、行间。

操作:点揉膺窗、期门、天池各 2～3 分钟,拿肩井 2 分钟,按揉温溜、梁丘、下巨虚、丰隆、内庭、行间各 1～2 分钟。每日 1 次。

【按语】

(1)按摩点穴治疗一般在初起尚未成脓时为好,如已成脓,则宜外科处理。

(2)哺乳后应清洗乳头,发现乳头有破损或破裂,要及时治疗。注意婴儿的口腔卫生并及时治疗其口腔炎症。

(3)切忌按压乳房及局部腧穴。

11. **乳癖(乳腺增生)** 乳腺增生是一种非炎症性疾病。主要症状:乳房部出现大小不等的肿块,肿块多发于乳房外上方,呈椭圆形,小的如樱桃,大的如梅李、鸡卵,表面光滑,质地坚实,边界清楚,用手推之有移动感,常会感到乳房胀痛,按之痛甚,并伴有心烦、易怒、心悸、胸闷等。本病属于中医学"乳癖"范畴，认为多由情志内伤、肝郁痰凝、积聚乳络所致。

【按摩点穴治疗】

治则：疏肝理气，行气活血。

取穴：章门、期门、膻中、乳根、太溪、三阴交、膈俞、血海、阴陵泉。

操作：患者仰卧，点按章门、期门各 2 分钟，点揉膻中 3 分钟；点揉乳根 5 分钟，点太溪、三阴交、膈俞、血海、阴陵泉各 2 分钟。每日 1 次。

【按语】

（1）按时作息，保持心情舒畅，合理安排生活。病期要注意适当休息，适当加强体育锻炼，避免过度疲劳。

（2）保持乳房清洁，经常用温水清洗，注意乳房肿块的变化。

（3）患者宜常吃海带，有消除疼痛、缩小肿块的作用，多吃橘子、橘饼、牡蛎等行气散结之品，忌食生冷和辛辣刺激性的食物。

小贴士

（1）干姜适量研细末，均匀撒在纱布上（纱布用 69% 乙醇或高度白酒浸湿），敷于患处，外用胶布固定，每日换药两次，4～6 日可愈。

（2）取水蛭适量，去杂质，洗净，自然风干，研成细粉，装胶囊，每粒装 0.25 克，每次口服水蛭胶囊 4 粒，每日 3 次。

（3）大黄、黄柏、乳香、没药各等份，冰片少量，共研细末，以鸡蛋清调好敷于患处，外盖纱布，以胶布固定，两日换药 1 次。

（4）藕节 50 克，蒲公英 40 克。入砂锅，加水适量煎煮，滤取两次药液混匀，每日 1 剂，分 3 次温服。

12. 更年期综合征　更年期综合征是部分女性在绝经前后出现的一系列性激素减少、自主神经功能失调的症候群。患者多表现为月经逐渐紊乱，潮热汗出，情绪不稳定，皮肤干燥，倦怠乏力，头晕头痛，失眠，抑郁，性欲改变等症状。以月经紊乱、潮热汗出、情绪不稳定为特征。更年期是女性卵巢功能从旺盛状态逐渐衰退到完全消失的一个过渡时期，包括绝经和绝经前后的一段时间。在更年期，女性可出现一系列的生理和心理方面的变化。多数女性能够平稳地度过更年期，但也有少数女性由于更年期生理与心理变化较大，被一系列症状所困扰，影响身心健康。因此，每个到了更年期的女性都要注意加强自我保健，保证顺利地度过人生转折的这一时期，中医学认为，本症多因妇女在绝经前后，肾气渐衰，冲任亏虚，天癸将竭，精血不足，阴阳平衡失调，或肝肾、脾胃等脏腑功能紊乱而致。

【按摩点穴治疗】

治则：平衡阴阳，调理冲任。

取穴：印堂、太阳、百会、四神聪、率谷、肝俞、肾俞、章门、风池、神门或内关、三阴交、太冲。

操作：先用双手拇指桡侧缘交替推点印堂至前发际30遍，又分推印堂至两侧太阳30遍，用拇指螺纹面按揉百会、四神聪各100次，用大鱼际按揉太阳30次；再用拇指桡侧缘，以率谷为中心扫散头部两侧胆经各30～50次，按揉肝俞、肾俞、章门各100次；拿捏风池、神门或内关、三阴交、太冲各30～50次；轻轻摇动颈椎，左右各10转，然后由前向后用五指拿头顶，至后头部改为三指拿，顺势从上向下拿捏项肌3～5遍；又用双手大鱼际从前额正中线抹向两侧，在太阳处按揉3～5次，再推向耳后，并顺势向下推至颈部，做3～5遍。每日1次。

【疾病禁忌】

（1）更年期女性忌食高脂食物：更年期女性内分泌发生变化，使摄食中枢系统失调，又因为活动量减少，体内消耗热能也随之减少，造成热量过多而诱发肥胖，因而更年期女性特别容易发福，所以，一定要减少摄取高脂肪食物和糖类，少吃肉类，要少吃动物性脂肪，适当食用植物油。适当控制脂肪摄入量，特别是少吃肥肉等富含饱和脂肪酸和胆固醇的食物，多吃各种鱼类。但更年期不能完全素食，因更年期本身就是由于雌激素水平下降造成的，而脂肪是体内除卵巢外制造雌激素的重要场所，故适量的脂肪摄入是必要的。

（2）更年期女性忌食刺激性食物：更年期忌食辣椒、花椒、丁香、茴香、胡椒、芥末、榨菜、葱蒜等刺激性食物，忌喝可可、咖啡、浓茶、白酒等兴奋性饮料。而饮酒依然是个别更年期女性的嗜好，殊不知，饮酒对更年期女性十分不利，尤其是过量饮酒。所以，有更年期女性症状的患者应严格控制饮酒。饮酒过量不仅可以引起消化系统、心血管、神经系统的损害及最为常见的肝脏损害，还可引起肥胖。

13. 小儿惊风　惊风是小儿时期常见的一种急重病症，以临床出现抽搐、昏迷为主要特征，又称"惊厥"，俗名"抽风"。任何季节均可发生，一般以 1～5 岁的小儿为多见，年龄越小，发病率越高。其病情往往比较凶险，变化迅速，威胁小儿生命。西医学称小儿惊厥，其中伴有发热者，多为感染性疾病所致；不伴有发热者，多为非感染性疾病所致，除常见的癫痫外，还有水及电解质紊乱、低血糖、药物中毒、食物中毒、遗传代谢性疾病、脑外伤、脑瘤等。现代医学根据有无发热又区分为以下两类。

（1）高热惊厥：多见于 6 个月至 3 岁婴幼儿，多发生于急骤高热（39～40℃以上）开始后 2 小时内。一般发作数秒至数分钟，长者可达 10～30 分钟，偶可呈持续状态。在同一疾病过程中，高热惊厥极少发作 2 次以上。常见于中枢神经系统感染。

（2）无热惊厥：病可急可缓，多数伴有反应迟钝、意识和运动功能障碍、肢体强直或痉挛等。如低钙血症引起者大多伴有佝偻病体征；非中枢神经系统感染者多反复发作；原发性癫痫引起者发作前可有幻觉及先兆，以后突发全身或局限性抽搐，多反复发作，发作后可伴有昏睡，发作终止后意识可完全恢复；久病可伴有智力迟钝；中毒引起者有中毒史。

中医学认为，本病原因虽多，但急性多由热甚生风、慢性多由虚风内动所引发。

【按摩点穴治疗】

治则：急惊风，镇惊止抽；慢惊风，补脾益胃，益气生血。

取穴：水沟（人中）、印堂、十宣、曲池、肩井、委中、承山、风池、大陵、足三里、丰隆、昆仑。

操作：先用拇指指甲掐点水沟、印堂、十宣各 5～10 次（切勿掐破皮肤）；又用中指指端捣点大陵 100～200 次，用拇指指端点按足三里、丰隆各 30～50 次，以拇指指面着力拿捏风池、曲池、肩井、委中、承山、昆仑各 30～50 次；然后捏脊，用拇指桡侧缘顶住皮肤，示、中二指前按，三指同时用力提拿肌肤，双手交替捻动，自下而上，向前推行，每捏 3 次，向上提拿 1 次，共操作 5 遍。治疗急惊风，每日 2～3 次；慢惊风，每日 1 次。

【按语】

无论什么原因引起的，未到医院前，都应尽快控制惊厥，因为惊厥会引起脑组织损伤。

（1）使患儿在平板床上侧卧，以免气道阻塞，防止任何刺激。如有窒息，立即口对口鼻呼吸。

（2）可用手巾包住筷子或勺柄垫在上下牙齿间以防咬伤舌。可用针刺或手导引人中、内关等穴。

（3）发热时用冰块或冷水毛巾敷头和前额。

（4）抽风时切忌喂食物，以免呛入呼吸道。

（5）缺氧时立即吸氧。控制惊厥首选地西泮。每次缓慢静脉推注0.1～0.3mg/kg，1～3分钟见效。最好分秒必争送医院查明原因，控制惊厥、抗感染和退热三者同时进行。

14. 小儿腹泻　小儿腹泻又是一种以腹泻为主要症状的小儿常见消化道疾病，一年四季均可发病，以夏秋季节最多见。临床有轻、重之分，轻者精神尚可，无全身症状，不发热，有时伴有恶心、呕吐，脱水现象不明显。大便次数增多，一昼夜数次至数十次，大便稀薄带水，呈黄绿色，或蛋清样，有时有少量黏液或白色小块，有时伴有阵发性腹痛、腹胀，便后自然缓解；重者中毒症状明显，起病急，大便次数频繁，每天十至数十次，大便水样而量多，呈黄绿色，含有大量黏液及肠道内分泌物，有时喷射状排出，有恶臭，呕吐频繁，每次在进食或饮水后发生，严重时呕吐物呈咖啡色，腹胀明显。全身情况差，有不规则低热，有时高热达39～42℃。患儿烦躁不安、面色苍白、精神萎靡、嗜睡、有时哭叫。严重者转入昏迷、惊厥。由于大量失水，体重显著下降，皮肤干燥，失去弹性，眼窝凹陷，血压下降，脉搏快而弱，口唇周围可见青紫，全身处于衰竭状态。现代医学认为，本病与饮食、感染及免疫等因素有关。此外，气候突变及卫生习惯不良等，亦与本病有密切关系。

本病属中医学"泄泻"范畴，认为小儿脾胃薄弱，无论外感邪气、内伤乳食等均可引起脾胃功能失调，运化功能失职，不能腐熟水谷，水谷不分，并走大肠而成。

【按摩点穴治疗】

治则：发散风寒、健脾消积。

取穴：内关、合谷、内庭、三阴交、阳陵泉、足三里、天枢、中脘、气海、膈俞、肝俞、脾俞、胃俞。

操作：先依次点揉内关1分钟，掐合谷30秒钟，掐内庭30秒钟，点揉三阴交、阳陵泉、足三里各 1～2 分钟；让患儿仰卧，揉天枢、中脘、气海各 2 分钟，有热力透入的感觉最好；令患儿俯卧，用双手拇指指腹点揉膈俞、肝俞、脾俞、胃俞各 2 分钟；最后捏脊，用拇指桡侧缘顶住皮肤，示、中二指前按，三指同时用力提拿肌肤，双手交替捻动，自下而上，向前推行，每捏 3 次，向上提拿 1 次，共操作 5 遍。每日 1 次。

【按语】

（1）按摩点穴治疗仅适用于轻症，重症患者需进行药物治疗，必要时给予补液。除非明确有感染，否则不可滥用抗生素。

（2）治疗期间应适当减少饮食，以稀淡、易消化食物为主，如小米稀饭等。重症应暂禁食，但一般不超过 6～8 小时，多饮淡盐水以防脱水。

小贴士

（1）大枣 500 克，生姜 120 克切片。一同煮熟，每日吃 3 次，每次吃大枣 10 余枚，姜 1～2 片，饭前、饭后吃均可，吃枣喝汤。

（2）牵牛子、鸡内金等份。共研细末，每日 2 次，1 次 3 克，白开水冲服。

（3）鸡内金 3～5 个，炒黄，配莱菔子 6 克，麦芽 16 克，苍术 9 克。水煎服。

（4）丁香、胡椒各等量。共为细末，以水调和成小饼，敷肚脐上，一昼夜更换一次，连续用 3～4 日。

（5）炒谷芽、生山楂各 10 克。水煎，1 日 2 次分服。

（6）大麦芽、神曲各 20 克。水煎，早、晚空腹服。

（7）稻芽、大麦芽各 50 克。水煎服。

（8）莱菔子 15 克，煎汤服，一日 3 次，连用 3 日，有消积顺气之功效。

---

15. 小儿厌食 小儿厌食又称"恶食"，是指小儿较长时间无其他明显的病状，只表现为不想进食，甚至厌食，或伴有食后腹胀者。其病理生理因素为局部或全身疾病影响消化系统功能，使胃肠平滑肌张力低下，消化液分泌减少，酶的活性减低，以及中枢神经系统对消化功能的调解失去平衡。

本病属中医学"纳呆"范畴，认为因脾胃功能素虚，加之喂养不当，饮食失节，伤及脾胃，脾胃功能失调所致。

【按摩点穴治疗】

治疗：消食导滞，健脾和胃，消积驱虫，温化痰湿。

取穴：四缝、中脘、神阙、足三里、天枢、肝俞、脾俞、胃俞。

操作：先用拇指指甲掐揉四缝穴 10～20 次，以一手掌面按顺时针摩揉腹部 5～10 分钟，三指（示指、中指及环指）并拢，用指腹揉按中脘穴 3～5 分钟；再以一手掌根部按顺时针揉脐及天枢约 300 次，用拇指指端点按肝俞、脾俞、胃俞各 100 次左右；然后捏脊，用拇指桡侧缘顶住皮肤，示、中二指前按，三指同时用力捏拿肌肤，双手交替捻动，自上而下，向前推行，每捏 3 次，向上提拿 1 次，共操作 3 遍；用拇指指面按揉足三里约 30 次。每日 1 次。

【按语】

（1）按摩点穴疗法通过刺激与消化系统功能有关的穴位后，能有效地增进食欲，疗效较为迅速。厌食时间不长，病情也不重，孩子的面色、生长速度都没受到影响，用一些中成药调理脾胃就可以见效。如小儿胃宝、儿康宁、脾可欣、健儿消食片、化积口服液、王氏保赤丹、一捻金等。可以选出适合宝宝病情的药物 1～2 种，耐心地服药 2～3 周。同时纠正孩子吃零食、偏食的不良饮食习惯，脾胃功能是能够慢慢恢复好的。倘若宝宝长时间厌食，面色不好，身高、体重不达标，生长发育已经受到影响；而且小儿经常感冒，免疫功能下降，就必须认真用中草药调补脾胃了。一般服药 1～3 个月才能见效。

（2）引起小儿厌食的原因很多，在治疗前应明确诊断，排除胃肠道器质性病变及肠道寄生虫病。

（3）平日饮食宜荤素、冷热搭配合理，不要养成孩子偏食的习惯。

（4）治疗小儿厌食一般不能过用滋补药，如人参、熟地黄、龟甲等这些药容易腻胃伤脾反而加重厌食。另外也不能用很多苦寒攻下的药，如大黄、黄连、槟榔……这类药也能损伤脾胃功能。最好是用一些药性平和、药味甘平、养胃运脾助运的中药为宜。在用中药调理脾胃的同时应检查宝宝是否缺少微量元素，如缺锌也可以造成孩子厌食、味觉敏感度下降、免疫功能减弱、生长发育缓慢等现象。可以根据化验结果补充一些锌制剂或含锌的食品，中药也可以帮助锌的吸收利用，二者相辅相成。

16. 小儿疳积　积是积滞和疳证的总称。积滞是指小儿内伤乳食、停滞不化、气行受阻所形成的一种慢性消化功能紊乱的综合征，以不思饮食、食而不化、形体消瘦、大便不调为特征。疳证是指小儿饮食失调，喂养不当，脾胃虚损，运化失权，以病程缓慢、形体消瘦、毛发焦枯、腹大筋暴、神疲乏力为特征。疳与积有轻重之分，积久不消就转化为疳。多发于 3 岁左右的婴幼儿，其他年龄小儿亦可发生。疳积包括消化不良、营养不良、消化功能紊乱、肠道寄生虫病，以及由于上述疾病的迁延不愈而并发的贫血、佝偻病及多种维生素缺乏症等。中医学认为，脾胃内伤，百病丛生，疳积的形成，此乃关键。

小贴士

古代所说之"疳积"已与现代之"疳积"有了明显的区别，在古时候，由于生活水平的限制，人们常常饥饱不均，对小儿喂哺不足，使脾胃内亏而生疳积，多由营养不良而引起，也就是相当于西医所讲的"营养不良"。而现在随着人们生活水平的提高，家长给孩子盲目地增加营养，但又缺乏喂养知识，盲目地加强营养，反而加重了小儿脾运的负荷，伤害了脾胃之气，滞积中焦，使食欲下降，营养缺乏，故现在的疳积多由营养失衡造成。

【按摩点穴治疗】

治则：健运脾胃。

取穴：脾俞、胃俞、中脘、天枢、足三里。

操作：先行捏脊法，令患儿俯卧，医者两手沿脊柱两旁，以拇指和示指自下而上连续地挟提患儿肌肤，两手交替边捏拿边向上推进，自尾骶部开始，捏到枕颈部，反复操作5～10次；然后点按脾俞、胃俞各2分钟；再令患儿仰卧，依次点揉中脘、天枢、足三里各2分钟。每日1～2次。

【按语】

（1）禁冷食、冷饮。

（2）对重症患儿，要密切观察体温、呼吸、脉搏等，发现异常，应及时去医院看病。

（3）饮食宜清淡，禁肥甘厚味，在患儿食欲渐佳时不可暴饮暴食。这是由于婴幼儿时期脏腑娇嫩，机体的生理功能未成熟完善，而生长发育迅速，对水谷精微的需要量大。因此，产生了生理上的"脾常不足"。而很多家长生怕孩子吃不饱，就像填鸭一样喂哺饮食尚不能自节的婴幼儿。俗话说："乳贵有时，食贵有节"，绝不是吃得越多就能长得越好。孰不知，哺食过早，甘肥、生冷食物吃得太多，会损伤脾胃之气，耗伤气血津液，就会出现消化功能紊乱，产生病理上的脾气虚损而发生疳积之证。

17. 小儿遗尿　小儿遗尿又称夜尿症，俗称"尿床"，是指满 3 周岁的儿童在发育和智力正常、排尿功能正常的情况下，在夜间睡梦中不能自行控制而排尿于床上的病症。轻者每夜或隔数夜 1 次，重者则每夜尿床 2～3 次。有些严重患者可延至十余年，甚至成年后仍有尿床。3 岁以下的婴幼儿，由于智力发育未完善，排尿的正常习惯尚未养成，或者贪玩少睡，精神过度疲劳，均能引起暂时的遗尿，这都不属于病态。引起功能性遗尿的常见原因是精神因素，如突然受惊、过度疲劳、换新环境、失去父母照顾及不正确的教养习惯。

中医认为，本病多由于肾气不足、下元虚寒，或病后体弱、脾肺气虚，或不良习惯所致。

【按摩点穴治疗】

治则：补脾益肾，缩尿。

取穴：百会、中脘、关元、气海、太溪、足三里、三阴交、肺俞、脾俞、肾俞、膀胱俞。

操作：患儿仰卧，轻轻点打百会 30 次，然后点揉中脘、关元、气海及耻骨上部，每穴 3 分钟，接着依次点按太溪、足三里、三阴交各 1 分钟；患儿俯卧，用双手拇指指腹点揉肺俞、脾俞、肾俞、膀胱俞各 1 分钟。

【按语】

（1）按摩点穴疗法治疗小儿遗尿效果较好，但对某些器质性病变（如蛲虫病、脊柱裂、其他脊髓病变或大脑发育不全）引起的遗尿症，应及时治疗原发病症。

（2）治疗期间应嘱家属密切配合，不应打骂儿童，避免精神刺激。对患儿应加强训练，定时唤醒排尿，更应纠正贪玩、过度疲劳、睡眠不足、傍晚饮水过多等诱因。

（3）在治疗初期，每晚睡前宜少喝水，家长要定时叫醒患儿起床排尿，以提高疗效。

（4）如果是疾病因素引起的，先治疗疾病，排除疾病因素；是由于不良生活习惯造成的遗尿，可以通过耐心的教育、解释和劝慰来纠正。首先要帮助孩子了解遗尿症是暂时的功能失调，消除精神负担，配合治疗是可以治愈的。为避免孩子夜间熟睡后不易醒，白天应注意不要过度疲劳，中午最好安排一个小时的睡眠时间。

晚饭菜中少放盐，少喝水，少喝汤。睡觉前制止孩子过度兴奋，要孩子养成睡觉之前排空小便再上床的习惯。父母要培养孩子自觉起床小便的习惯。入睡前提醒孩子自我默述"今晚××点起来小便"，父母还可以在孩子经常遗尿的钟点到来之前叫醒他，让他在清醒状态下小便。训练孩子白天憋尿也可作为一种方法，每当出现尿意时主动控制暂不排尿，开始可推迟几分钟，逐渐延长时间。在治疗过程中，对孩子时常鼓励能加强他们的信心，起到事半功倍的作用。哪一天没有尿床，就给予表扬和鼓励，这样可以增加孩子参与治疗的积极性。另外，父母千万不要责怪、惩罚孩子。

18. 小儿夜啼　夜啼是指小儿在夜间常常啼哭不止或时哭时止，多见于半岁以下婴儿。表现为每到夜间即高声啼哭，呈间歇发作，甚至通宵达旦啼哭不休，白天却安静不哭。时间久了，会影响小儿健康，又会影响家长的工作和学习。小儿夜啼在生理上，多与饥饿、口渴、太热、太闷、尿布潮湿、白天过度兴奋等有关；至于疾病，则多见于发热、佝偻病、蛲虫病、骨和关节结核，或经常鼻塞、扁桃体过大妨碍呼吸等。

中医认为，本病多因脾寒、心热、惊骇、饮食积滞所致。

【按摩点穴治疗】

治则：健脾清心，镇惊消滞。

取穴：脾俞、胃俞、肝俞、肾俞、神门、膻中、中脘、足三里、三阴交。

操作：俯卧位，以双手拇指指腹依次点揉双侧脾俞、胃俞、肝俞、肾俞，每穴1分钟；仰卧位，点按神门、膻中各1分钟；后点揉中脘、足三里、三阴交各2分钟，点揉中脘穴后可配合做顺、逆时针摩腹各1分钟。每日1～2次。

【按语】

（1）仔细观察，找出患儿啼哭的原因，以便对因治疗，切忌滥用镇静药。

（2）卧室应保持清洁、安静；注意饮食卫生，以易消化食物为主。

（3）平时勿惊吓小儿，以免使小儿因精神紧张而夜啼。

（4）小儿夜啼，不宜给巧克力、可可糖之类的糖果与饮料加以哄骗，这些都是可致兴奋的食品，对病情不利。

小贴士

（1）杏仁5克，黄芩5克，野菊花5克。水煎服，可镇惊安神。用于肺热惊啼型夜哭。

（2）牵牛子7粒，捣碎，用温水调成糊状，临睡前敷于肚脐（即神阙穴）上，用胶布固定。

（3）千日红花5朵，蝉蜕3个，菊花2克。水煎内服。

（4）朱砂适量，研末，晚上睡前用湿毛笔蘸药少许，涂于神阙、膻中、劳宫（双侧）、风池等穴处，每日1次，连用3日。

（5）葛根粉7～8克，放入热开水里，使其溶解，再加入蜂蜜，趁热服用。

（6）薄荷 10 克，蝉蜕 4 个。焙干研末，水煎服。

（7）车前草 10 根。水煎服。

（8）酸枣仁 10～20 克，加糖适量，水煎睡前服。

（9）灯心草 3.5 克烧灰，涂于母亲的乳房上，孩子吃后，便能安静下来。

（10）五倍子 1.5 克，加水 80 毫升浓煎，睡前 1 次服完，每日 1 剂。

19. 小儿流涎　流涎也就是流口水，是指口中唾液不自觉从口内流溢出的一种病症。一般来讲，1 岁以内的婴幼儿因口腔容积小，唾液分泌量大，而且神经系统发育尚不完善，不能随意地控制嘴巴的张合与吞咽等动作。加之出牙对牙龈的刺激，大多都会流口水。随着生长发育，大约在 1 岁流口水的现象就会逐渐消失。如果到了 2 岁以后，还在流口水，就可能是异常现象，可见于神经或内分泌发育迟缓、口腔炎症、消化不良、脑瘫、先天性痴呆等，必须进行诊治。

中医认为，脾在液为涎，肾在液为唾，本病主要是脾失调所致。

【按摩点穴治疗】

治则：温阳健脾或清泻胃热。

取穴：脾俞、中脘、合谷。

操作：俯卧，用双手拇指指腹点揉脾俞 2 分钟，然后用双手拇指与中指捏提脾俞 30 次；仰卧，点揉中脘、合谷各 2 分钟，点揉中脘穴后可配合做顺、逆时针摩腹各 1 分钟。每日 1～2 次。

【按语】

（1）从小流涎较多者，应该密切注意小儿肢体功能及智力发育情况。

（2）保持孩子口腔卫生，多吃容易消化的食物。

20. 百日咳　百日咳是由百日咳嗜血杆菌引起的急性呼吸道传染病。本病初期与感冒难以鉴别，一周后出现具有特征性的阵发性痉挛性咳嗽，并常伴有吸气性鸡鸣样回声。具体表现：阵咳时伴有面红耳赤，涕泪交流，头向前倾，舌向外伸。紧握双拳，表情痛苦，有时呼吸困难、发绀，直至咳出黏液稠痰为止。如此重复多遍，直至呕吐，每天发作数次至数十次。恢复期阵咳消退至完全不咳。整个病程可持续 3 个月以上，故名为"百日咳"。好发于冬春季节，5 岁以下婴幼儿易于感染。

本病属中医学"顿咳""疫咳"范畴，由时行疫毒犯肺、肺气不宣、气郁化热、酿液成痰、阻于气道、气机上逆而成。久咳伤及肺络，则可引起咯血。

【摩点穴治疗】

治则：清热宣肺，顺气化痰。

取穴：天突、四缝、少商、肺俞。

操作：将手指（示指）按于天突穴上，方向由里向下，当患儿呼气时，手指迅速按入，吸气时手指随即放松而离开穴位，如此一按一松反复进行，次数可视病情相应增减，一般以 40 ～ 60 次为宜；然后掐压四缝、少商，按压肺俞，指力渐加，以得气后持续 2 分钟为度，或配合呼吸法进行操作。每日 1 次。

【按语】

（1）小儿疾病变化迅速，提醒注意，本病一般需要药物配合治疗。

（2）注意充分休息，特别要保证夜间的睡眠。幼小婴儿尽量不惹其哭闹，较大的患儿，发作前应加以安慰，消除其恐惧心理。发作时可助患儿坐起，轻拍背部，随时将口鼻分泌物和眼泪擦拭干净。

（3）患儿应尽量避免接触其他儿童，自发病起隔离 40 天，或自痉咳起隔离 4 周，同时也要保护患儿不与有其他疾病的患者接触，以免引起并发症。

【疾病禁忌】

（1）百日咳患儿忌食辛辣油腻：小儿为稚阳之体，津液易伤。若饮食失节，任其嗜食香燥炙、肥甘油腻诸物，久之，势必香燥走窜耗津，炙助热劫液，致脾胃之阴液受损，不能自润而干咳不已。肥肉、油炸食物等油腻之物易损伤脾胃，使其受纳运化功能失常，可使病情加重。另外姜、蒜、辣椒、胡椒等辛辣之品对气管黏膜有刺激作用，可加重炎性改变，所以本病患儿应食清淡、营养丰富的食物。因此，咳嗽患儿应禁食辛辣肥甘油腻，以避免灼伤津液加重病情。

（2）百日咳患儿忌吃生冷食物：中医认为，形寒饮冷则伤肺，"风寒无形之邪入内，与饮食有形之邪相合，必留恋不舍，内寒与外寒相结而致肺寒咳嗽"。另一个原因是生冷之物往往损伤脾胃，导致脾胃运化失调而使机体康复功能减弱，并且使痰量增多。百日咳患儿往往在食入生冷之物后咳嗽加剧，特别是棒冰、冰冻汽水、冰淇淋，这些食物是又冷又甜，吃下去后痉咳加剧是常见的事情。

（3）百日咳患儿忌乳食积滞：百日咳患儿忌乳食喂养过量，造成小儿乳食积滞。这是因为小儿脾常不足，哺乳喂养，重在"乳贵有时，食贵有节"。若小儿伤于乳食，致脾胃运化失司，升降失调而成积滞。积滞郁久化热，则蕴湿成痰，痰热上壅于肺，阻遏气道，致肺之清肃失司而发为咳嗽。所以，乳食积滞也能引起咳嗽。再则食物必须煮熟、煮烂，使之易于消化，百日咳患儿病程较长，食物以熟、烂、易于消化为宜。

（4）百日咳患儿忌吃甜食、海鲜：百日咳患儿忌食甜食、海鲜，甜食如巧克力、糖果、甜点心、奶油蛋糕、白糖、红糖等有助湿增热的作用，会增加痰液的分泌，不利于百日咳疾病的恢复。所以父母应禁止给患儿吃甜食。另外，百日咳患儿对海腥、河鲜之类食物特别敏感，咳嗽期间食入海腥之物，会导致咳嗽加剧，这类食物包括海虾、梭子蟹、带鱼、蚌肉、淡菜、河鳗和海鳗、螃蟹等。它们性味寒凉，况且有的海鲜还易使小儿出现过敏。所以，百日咳患儿不宜吃海鲜发物是有一定道理的。

21. 小儿脑瘫　小儿脑瘫是指受孕到新生儿或婴儿期发病的，非进行性脑损伤所导致的综合征。主要表现为中枢性运动障碍及姿势异常，同时经常有不同程度的智能障碍、癫痫和视觉、听觉、语言、行为、情感、心理等障碍。脑瘫的病因在妊娠期多为感染、放射、化学药物的侵害，以及遗传因素，早产、难产、窒息缺氧、新生儿重度黄疸也是重要病因。此外，婴幼儿脑炎、脑膜炎、高热惊厥、低血糖也是常见病因。由于这种病不是一过性的，而是永久性，且重残儿大都生活不能自理，所以对患儿、家庭、社会的危害是重大的。

本病属中医学"五迟""五软""五硬""痿证""痴呆"范畴。认为本病的发生主要是由于先天胎禀不足、肾阳虚衰、脑髓失养；后天乳养失调、风寒袭阳、脾气虚馁，以致筋骨肌肉失其濡养而致；从经络角度来看，多认为是督脉受损、带脉之气运行失常所致。

【按摩点穴治疗】

治则：补益后天，益髓壮骨。

取穴：百会、翳风、哑门、印堂、太阳、风池、肩井、环跳、委中、阳陵泉、承山、昆仑、太溪、率谷。

操作：先擦按四肢 10～30 分钟，并配合关节屈伸活动，按揉百会、翳风、哑门、印堂、太阳各 20～30 次；再用中指指端叩击头部约 5 分钟，用力拿捏风池、肩井、环跳、委中、阳陵泉、承山、昆仑、太溪各 10 次；然后用拇指桡侧缘，以率谷为中心扫散头部两侧胆经各 30～50 次；由前向后用五指拿头顶，至后头部改为三指拿，顺势从上向下拿捏项肌 3～5 遍。每日 1 次。

【按语】

（1）脑瘫患儿应尽早进行康复训练，在康复师的指导下进行日常生活的训练，如进食、大小便、穿脱衣服等。

（2）平常要注意正确的坐姿和抱姿，以免使畸形更加严重。

（3）本病应长期坚持治疗，甚至多年。

22. 小儿斜颈　斜颈是指头向患侧倾斜、前倾，颜面旋向健侧的病症。多在出生后数日发现斜颈，患儿头向患侧前倾歪斜，脸面旋向健侧，如家长勉强转动扳正，则引起患儿哭闹，并迅速又转向复位，患侧胸锁乳突肌紧张挛缩形成菱形肿物，或如条索状。临床上除极个别为脊柱畸形引起的骨性斜颈、视力障碍的代偿姿势性斜颈和颈肌麻痹导致的神经性斜颈外，一般系指一侧胸锁乳突肌挛缩造成的肌性斜颈。

中医学认为其病多与损伤有关，一般为产伤致一侧胸锁乳突肌血运供应障碍，引起该肌缺血性改变所致。

【按摩点穴治疗】

治则：舒筋活血，软坚消肿。

取穴：印堂、太阳、地仓、肩井、曲池、手三里、外关、合谷。

操作：让患儿仰卧床边，头向医者。医者坐于床前，一手托住患儿颈枕部，另一手用拇指或示、中、环指按揉肿块局部 3～5 分钟，再用弹拨法弹拨患处肌腱 15 次；然后以拇指指腹点揉印堂、太阳、地仓，每穴 30 秒钟；最后依次点按肩井、曲池、手三里、外关、合谷穴，各穴 30 秒钟。每日 1 次。

【按语】

（1）及早发现病情，及时治疗，效果较好。

（2）小儿皮肤娇嫩，按摩时宜轻柔，以防擦破表皮。

（3）日常生活中经常做与头面畸形相反方向的动作加以矫正。如将患侧枕头垫高，改变喂奶姿势及用玩具吸引患儿向健侧倾斜等，均有利于斜颈恢复。

23. 流行性腮腺炎　流行性腮腺炎简称流腮，亦称痄腮，俗称"猪头疯""蛤蟆瘟""对耳风"等，春季常见，也是儿童和青少年中常见的呼吸道传染病，亦可见于成年人。它是由腮腺炎病毒侵犯腮腺引起的急性呼吸道传染病，并可侵犯各种腺组织或神经系统及肝、肾、心脏、关节等器官，患者是感染源，飞沫的吸入是主要传播途径，接触患者 2～3 周发病。腮腺炎主要表现为一侧或两侧耳垂下肿大，肿大的腮腺常呈半球形，以耳垂为中心边缘不清，表面发热有触痛，张口或咀嚼时局部感到疼痛。

本病属中医学"痄腮"范畴。认为因外感风热、风寒，郁而化热或温热毒邪侵袭少阳、阳明脉络；或素有积热，蕴结于内，因外邪触发而流窜于少阳、阳明经，致使经气痹阻、气血留滞，发于耳后腮颊之间所致。

【按摩点穴治疗】

治则：清热解毒通络。

取穴：大椎、曲池、少商、商阳、关冲。

操作：先按压大椎、曲池，指力要重；再掐按少商、商阳、关冲，指力由轻到重，每穴 3～5 分钟。每日 1～2 次。发热重者可点刺十宣放血。

【按语】

（1）按摩点穴疗法治疗流行性腮腺炎效果较好，如果早期治疗，一般可较快治愈。

（2）本病属于急性传染性疾病，患者应隔离治疗，以防传染。

【疾病禁忌】

患者要与健康人隔离，居室要定时通风换气，保持空气流通。患者要注意休息，调节饮食。由于腮腺肿大可引起进食困难，因此，要吃一些富有营养、易于消化的半流食或软食，如稀饭、面片汤、鸡蛋羹等。不要吃酸辣、甜味及干硬的食物，以免刺激唾液腺分泌，使腮腺的肿痛加重。患者要注意口腔卫生，经常用温盐水或复方硼砂液漱口，以清除口腔内的食物残渣，防止出现继发性细菌感染。患者如果发热超过39℃，可采用头部冷敷、温水擦浴等方法，或在医师的指导下服用退热镇痛药，如阿司匹林、对乙酰氨基酚等以缓解患者的症状。患者如果出现睾丸肿大，伴有压痛感时，可用冷水浸过的毛巾对局部进行冷敷，并用丁字形布带将睾丸托起来，以改善患者的局部症状。

小贴士

采用中草药熬成膏药，外敷患处，疗效显著。患儿腮腺单侧或双侧肿大，有的伴有颈或下颌淋巴结肿大，表情痛苦，面色潮红，食欲差。处方：防风100克，蒲公英200克，柴胡50克，加水5000毫升。用铁锅温火煎熬大约2小时后，去药渣后药液再熬2小时左右，成糊状出锅置入器皿内备用。用时将药膏摊在白布上（白布大小视患处部位大小而裁好），贴在患者腮腺肿胀部位，2日1次。治疗结果：外敷次数2~5次，平均3次，治愈率100%。

四、五官科、皮肤科病症按摩点穴治疗

1. **急性结膜炎** 急性结膜炎俗称"红眼病"。多发于春季，为季节性传染病，它的传播途径主要是通过接触传染。往往通过接触患者眼分泌物或与结膜炎患者握手、用脏手揉眼睛等被传染。结膜急性炎症发生在卫生条件良好的人群中，由病毒、细菌或变应性引起。可有混合感染和原因不明者。结膜炎也可能与感冒和疹病伴同存在。结膜炎也可由风、

粉尘、烟和其他类型的空气污染、电弧、太阳灯的强紫外光和积雪反射的刺激引起。角膜或结膜异物的存留、角膜擦伤或溃疡可在良好的焦点光放大下以及荧光素染色后在钴蓝光照明下检查眼睛后排除之。

本病属中医学"天行赤眼""暴发火眼"范畴，认为本病多因风热邪毒上攻于目，经脉闭阻，气滞血壅；或感受天行时令之疫气所致。

【按摩点穴治疗】

治则：清热解毒，行气活血。

取穴：合谷、攒竹、四白、丝竹空、风池。

操作：一般取患侧穴，重者取两侧穴，强力掐压合谷、攒竹、四白、丝竹空，每穴 2～3 分钟；按揉风池 3 分钟；必要时加三棱针点刺耳尖放血少许。每日 1 次。

【按语】

急性结膜炎传染性强，如不重视隔离消毒可能造成流行。学校、托儿所等集体单位，更要积极防治，做好卫生宣教工作，人人爱清洁，不用手随便揉眼。

（1）注意保持眼部的清洁卫生，及时擦去眼部分泌物。

（2）避免不必要的串门和聚会，少去公共场所。

（3）戒除烟酒等不良嗜好，忌食辛辣食物及牛羊肉等。

（4）接触患者后要洗手；患者用过的毛巾、手帕、面盆等应分开，并煮沸消毒。

（5）加强游泳池管理，红眼患者不得进入；游泳后应滴消炎眼药水以防止感染。

2. 溢泪症　溢泪症是指因泪道发生功能障碍，导致泪液外溢。本病常由泪小点异常或泪道异常引起，泪小点外翻、狭窄、闭塞或无泪小点时，泪液不能流入泪道，发育异常（先天性闭锁）、外伤、异物、炎症、肿瘤、瘢痕收缩或鼻腔疾患等使泪道狭窄或阻塞，均能发生溢泪。

本病属中医学"冷眼症""迎风流泪"范畴，认为多因肝肾阴虚、肾气不纳、外受冷风刺激所引起。

【按摩点穴治疗】

治疗：补益肝肾，益气止泪。

取穴：肝俞、肾俞、睛明、攒竹、承泣、目窗、头临泣、养老、风池。

操作：坐位，点揉所取穴位各 3 分钟，以双手拇指点按风池 2 分钟；仰卧，点揉睛明 2 分钟，手法宜轻，点按攒竹、承泣各 1 分钟。视物不清者加点养老 2 分钟。每日 1 次。

【按语】

（1）按摩点穴疗法治疗溢泪症效果较好，尤其对于迎风流泪而泪道通畅者效果显著。一般治疗 1～3 次即可好转或治愈。

（2）本法对于泪道阻塞所致的流泪症也有一定效果，应与眼科治疗结合，综合治疗。

（3）点揉睛明时，手法要轻，不宜挤压泪腺，以免造成损伤，发生感染。

（4）多风季节外出，应注意保护眼睛。饮食应忌用辛辣之品。

小贴士

流泪与溢泪的治疗不同。凡因眼部炎症、异物刺激、感情冲动等使泪液分泌物过多者叫流泪。凡泪道任何部分发生功能障碍，导致泪液外溢者为溢泪。根据不同病因进行对症治疗与处理，祛除病因，控制泪液的分泌。

（1）流泪患者

①药物治疗：服用强效安定药，如奋乃静、甲丙氨酯、氯氮草，成年人口服每次 2.5～5 毫克，每日 3 次。

②避免情绪刺激，治疗眼部炎症，减少反射性泪液分泌。

③戴有色眼镜，避免强光刺激。

④泪腺排出口电烙封闭，引起泪腺萎缩，但要慎重，以防副作用。

（2）溢泪患者

①泪点位置异常，可用电灼，使其翻转正常。泪小管阻塞者采用穿线插管术，插管保留期15个月，定期冲洗泪道，注入2%甲基纤维素溶液。泪道广泛阻塞者采用金属插管由泪阜插入，经泪囊区泪管入下鼻道。

②药物治疗：泪道感染性炎症可用抗生素眼药水点眼或泪道冲洗，全身应用青霉素和链霉素，必要时用皮质类固醇配合治疗。

3．急性泪囊炎　急性泪囊炎是泪囊的急性炎症，主要表现为畏光，经常流泪。本病有急性和慢性之分。急性泪囊炎多见目内眦红肿硬痛，常伴有头痛、口干、便干、发热、恶寒等全身症状；慢性泪囊炎是以脓液与黏浊泪水混合、内眦角渗出为主（单眼较多），眼睛不红不肿，经常流泪。

本病属中医学"漏睛疮"范畴，认为由心经蕴热，复感风邪；热毒壅盛，气血瘀滞。

【按摩点穴治疗】

治则：清热解毒，祛散风邪，行气活血。

取穴：攒竹、承泣、风池、曲池、合谷。

操作：患者仰卧位，按揉攒竹、承泣，每穴1～2分钟，用力宜轻；拿风池1分钟，揉压曲池、合谷每穴1～2分钟。每日1次。

【按语】

（1）不要挤压泪囊，尽快找医师诊治；不要用手摸患眼，以免引起感染。

（2）尽量避免烟酒、辛辣刺激食物。

小贴士

急性泪囊炎，在炎症初起尚未成脓时，可局部外敷。外敷时可用盐水做湿热敷；或用 1～2 种新鲜的芙蓉叶、马齿苋、野菊花、蒲公英、紫花地丁等清热解毒类中草药，捣烂后外敷，以促使炎症消散；也可用抗生素眼药水点眼，并全身用抗生素等药物控制炎症的发展，炎症可能会逐渐消退。如果炎症未能控制，形成了脓肿，则需手术治疗。可用注射器自泪囊最软处刺入，以抽取脓液，待脓液抽尽后，向脓腔里注入抗生素。或者切开排脓，放置橡皮引流条。在切开排脓时，应选择弧形切口，切口应与皮肤纹理一致，这样以后不会留下明显的瘢痕。放置引流后，应每日换药，待脓尽腔闭，移去引流条，不要为了让脓早日排尽而挤压患处。待伤口愈合，炎症完全消退后，进行泪囊鼻腔吻合术，或泪囊摘除术。在炎症没有完全消退时，不能做泪囊鼻腔吻合术或泪囊摘除术，以免造成感染扩散。患了急性泪囊炎后应及早治疗，力求在炎症初起时便加以控制，以免日后成脓、溃破，形成瘘管，给以后的治疗带来麻烦。

---

4. 睑腺炎　睑腺炎又称麦粒肿，是指睑腺急性化脓性炎症，临床以睑缘疼痛、肿胀、多泪为其特点。初起形如麦粒，微痒微肿，继之出现红、肿、痛。轻者数日内即可自行消散，重者经过 3～5 日后于眼睑缘的毛根，或睑内出现黄白色的脓点，自破而愈。按其发病部位分外睑腺炎与内睑腺炎，如果是睫毛毛囊或其附属的皮脂腺、变态汗腺感染，称为外睑腺炎，以往称为麦粒肿。如果是睑板腺感染，称为内睑腺炎。睑腺炎常见致病原因是细菌性感染，大多为葡萄球菌，特别是金红色葡萄球菌感染眼睑

腺体而引起。

本病属中医学"土疳",俗称"针眼",认为因过食厚味,脾胃积热并外感风邪所致。

【按摩点穴治疗】

治则:疏风清热利湿。

取穴:合谷、后溪、太阳、耳尖。

操作:以双拇指强压(或掐压)双侧合谷3～5分钟,拇指指腹揉压患侧太阳3～5分钟;然后用艾条点灸或悬灸后溪穴(一般取患侧,重者取双侧);必要时加三棱针点刺耳尖放血少许。每日1次。

【按语】

(1)睑腺炎切忌挤压或用未消毒的针挑、过早切开,以免加重病情。

(2)可做湿热敷,但是要注意防止烫伤皮肤,特别是幼儿及老年患者更要注意,可在眼睑上涂薄层凡士林或盖凡士林纱布预防。

(3)不要用脏手揉眼睛,以免将细菌带入眼内,引起感染。

(4)对顽固复发的患者,应到医院查明病因并治疗。

5. 翼状胬肉 翼状胬肉中医称"胬肉攀睛",俗称"鱼肉"。它是一种很常见的结膜变性疾患,为睑裂部球结膜与角膜上一种赘生组织,侵犯角膜后日渐增大,甚至可覆盖至瞳孔区而严重影响视力;是睑裂部球结膜及结膜下组织发生变性、肥厚、增生,向角膜内发展,呈三角形,如翼状,故命名。多见于户外劳动者,以渔民、农民发病最多,可能与风尘、日光、烟雾等长期的慢性刺激有关。

中医学认为,本病多因外感、饮食、七情、劳欲等使脏腑失调,邪热上攻于目,血滞于眦而发病。

【按摩点穴治疗】

治则:清热,化瘀。

取穴：睛明、阳白、承泣、风池、曲池、合谷。

操作：患者仰卧位，按揉睛明、阳白、承泣，每穴 1 ～ 2 分钟，用力宜轻；拿风池 1 分钟；揉压曲池、合谷，每穴 1 ～ 2 分钟。每日 1 次。

【按语】

（1）在治疗期间，应当禁食辣椒、大葱等刺激性食物，并应禁烟酒。

（2）注意眼部卫生，应注意睡眠充足，生活规律，避免大便干燥。

（3）预防翼状胬肉主要是尽可能避免烟尘、风沙及阳光刺激，患沙眼或其他类型结膜炎应及时治疗。

对于早期尚未侵犯角膜的原发性翼状胬肉，可采用氩激光或局部注射平阳霉素治疗。一旦翼状胬肉长入角膜组织并隆起，就应手术切除。翼状胬肉按传统方法进行手术后，复发率较高，为 30% ～ 40%。手术的刺激造成多形核白细胞的趋化和聚集（它们可释放血管生长因子），这就是术后产生新生血管和复发的原因。

6. 老年性白内障 白内障多发生于 50 岁以上的人，但也可在 45 岁左右发生。老年性白内障是白内障中最常见的一种类型，约占了半数以上，女性多于男性。多为双眼发病，一般是一先一后。晶状体的混浊多开始于皮质浅层，一部分可先围绕着核发生，晶状体完全混浊需要数月或数年，也可停止于任何时期。目前认为，眼球的晶状体细胞膜被自由基逐渐氧化是老年性白内障的主要病因。临床上分为皮质性与核性两大类。

（1）皮质性白内障：是最常见的类型。根据病情的进展，可分为初发期、未成熟期（膨胀期）、成熟期和过熟期四期。

初发期：视力略有减退，但眼底仍可窥见。

未成熟期：此时患者视力明显下降，或仅见指数，眼底不能窥清。由于晶状体膨胀，前房变浅，有时可诱发继发性青光眼。

成熟期：视力明显下降，只能辨别手动，或仅存光感。

过熟期：应及时手术，否则有可能永远失明。

（2）核性白内障：核性白内障是老年性白内障的另外一种表现，较皮质性白内障少见，但在高度近视及常处于紫外线照射环境中的患者较多见。初起时对视力影响不大，但在强光下因瞳孔缩小而明显影响视力。

中医学认为年衰精弱、晶珠失养而泛混成障。

【按摩点穴治疗】

治则：补益肝脾肾，益气养血。

取穴：睛明、攒竹、鱼腰、风池、肝俞、肾俞、足三里。

操作：患者仰卧位，按揉睛明、攒竹、鱼腰，每穴 1～2 分钟；拿风池 1 分钟，揉压足三里 1～2 分钟；患者俯卧位，按揉肝俞、肾俞，每穴 1～2 分钟。每日 1 次。

【按语】

（1）早期药物治疗十分重要，部分患者既可制止病情发展、延长失明时间，又可提高视力。症状好转后，不宜过早停药，要继续用药，以提高和巩固疗效。

（2）读书、写字时，要尽量避免强光直射，不然会增加眩光而感到不适，外出或室内有强光时，可适当选用有色眼镜。

（3）白内障成熟或近成熟时要及时手术，不要拖延至过热期，以免发生其他并发症；双眼白内障，视力已很低下，无法工作或照顾自己生活时，也可以提前手术。

小贴士

（1）蝉蜕 9 个，研成细粉，用开水或黄酒送服，每日 1 剂。

（2）荸荠 120 克，水煎洗眼。

（3）龙胆 15 克，夏枯草 15 克，车前草 15 克，野菊花 15 克。水煎，每日 1 剂，分两次口服。

（4）连翘 15 克，黄连 10 克，黄芩 10 克，龙胆 15 克，沙苑子 15 克，密蒙花 10 克。水煎，每日 1 剂，分两次服用。

（5）海螵蛸 50 克，白菊花、蛇蜕、木贼、当归尾各 15 克，青葙子、茺蔚子、石决明各 25 克，蝉蜕 5 克。共研细末，每次服 15 克，每日 3 次，饭前白开水送服。

（6）枸杞子 15 克，沸水冲泡 20 分钟后饮之，每日数次，饮至水清后再用 15 克枸杞子冲泡。

（7）夜明砂 10 克，鲜猪肝 200 克。将猪肝切片或剁末，二者拌匀，上笼蒸熟趁热服食，每日或隔日 1 次。

（8）珍珠母 20 克，菊花 3 克，枸杞子 9 克，龙眼肉 15 克。加水煎服。有滋肾润燥、清热补肝明目之功效。

7. 青光眼　青光眼是指眼内压调整功能发生障碍使眼压异常升高，因而视功能障碍，并伴有视网膜形态学变化的疾病。因瞳孔多少带有青绿色，故有此名。本病是全球成年人的主要致盲眼疾。临床表现为视力受损一般是从视野两旁开始，视力会逐渐收窄。大部分青光眼在病发初期无疼痛，不易发觉，因此，很多患者往往没有察觉他们已患上此病，直至他们的视野范围 ≤ 20%。现代医学认为本病的发病机制是房水排出障碍致眼压升高，视盘凹陷增大，视野缺陷。

青光眼的种类主要有 4 种：先天性青光眼、原发性青光眼、继发性青光眼、混合型青光眼。各种类型青光眼的临床表现及特点各不相同。①先天性青光眼：30 岁以下的青光眼均属此类范畴，根据发病年龄又可为婴幼儿型青光眼及青少年型青光眼；②原发性青光眼：根据前房前角的形态及发病缓急，又分为急性闭角型青光眼、慢性闭角型青光眼、开角型青光眼；③继发性青光眼：由眼部及全身疾病引起的青光眼均属此类，多见于屈光不正（即近视、远视）、角膜炎、结膜炎、葡萄膜炎及白内障、外伤继发青光眼；④混合型青光眼：两种以上原发性青光眼同时存在，临床症状为各型青光眼临床症状合并表现。

本病属中医学"绿风内障"范畴，认为系情志不畅致肝胆火炽、火升上扰或阴虚火炎等导致气血不和，目内气机阻滞，玄府闭塞，神水积滞为患。

【摩点穴治疗】

治则：疏利气机，泄水逐饮。

取穴：太阳、睛明、合谷、肩井、肝俞、光明、风池。

操作：先用双手拇指螺纹面自前额分推至两侧太阳30～50遍，又用拇指指端点按睛明30～50次，用大鱼际按揉太阳30次；双手示指微屈，以示指桡侧缘从内向外推抹上下眼眶，各50遍。用力拿捏合谷、肩井各30～50次，按揉肝俞、光明各30～50次。又用拇指桡侧缘扫散头部两侧胆经各30～50次，用力拿捏风池10～20次，以局部有较强的酸胀感为佳。然后由前向后用五指拿头顶，至头后部改为三指拿，顺势从上向下拿捏项肌3～5遍。又用双手大鱼际从前额正中线抹向两侧，在太阳穴处重按3～5下，再推向耳后，并顺势向下推至颈部，做3～5遍。每日1次。

【按语】

（1）慢性原发性青光眼坚持治疗，会有一定疗效。本法作为治疗青光眼的辅助疗法是有益的。急性者当以急症及时就诊，以免延误病情。

（2）继发性青光眼要配合原发病的治疗，以免影响疗效、复发。

（3）先天性青光眼一定要早期治疗，切不可错误地认为孩子年龄尚小，否则延误治疗遗恨终生。

（4）在治疗其他疾病时，要向医师说明自己患有青光眼，以避免应用导致青光眼急性发作的药物。

小贴士

　　一些患者常因偶发生活事件引起情绪剧烈波动而使眼压升高，症状发作。一旦情绪稳定，有时即使未用降眼压药物，眼压也能自然回落。故在本病治疗中，心理疗法有特殊意义，尤其是情绪调节对发病和预防都有良好的作用。青光眼的心理调养虽不能取代手术及药物治疗，但通过对青光眼患者的心理支持、疏导和宣泄，对于稳定情绪、缓解症状确有重要作用。心理调养的方法很多，医师应根据患者的具体情况适当选用。青光眼患者如果出现眼压升高，首先要检查患者的情绪，做好心理疏导，情绪稳定，对治疗有十分重要的影响。疏导方法因人而异。患者也应尽快使自己的情绪稳定，转移不良情绪的刺激。

【疾病禁忌】

　　（1）青光眼患者忌过量饮水：大量饮水后也可出现青光眼症状，这是因为大量饮水后，水分被人体吸收，可使眼内房水随之增多，正常人可通过加速新陈代谢加以调节，排泄掉多余的房水，而青光眼由于滤帘功能障碍，房水排出异常，使眼压上升。所以专家提醒，青光眼患者不宜多饮水，一般每次饮水不要超过 500 毫升。因为一次饮水过多，会导致血液稀释，血浆渗透压降低，使房水的产生相对增多，导致眼压升高。

　　（2）青光眼患者忌饮酒：过量饮酒也会对眼睛产生很大的伤害。由于酒精的作用，过量喝酒后，人的血液循环会加快，眼睛也往往出现充血现象，这种情况会损害视网膜。而且，长期过量喝酒还会引起消化吸收功能减退，从而导致维生素的缺乏，引发结膜炎、视神经炎等眼病。尤其是对于糖尿病、高血压患者而言，过量饮酒还能导致眼睛出血，严重的会导致失明。

（3）青光眼患者忌吃胡椒：明代医学家李时珍曾在《本草纲目》中写下这样一段话："胡椒大辛热，纯阳之物……时珍自少食之，岁岁病目，而不疑及也。后渐知其弊，遂痛绝之，病目亦止。"据说，李时珍年轻时经常患眼病，却始终找不出病因。后来渐渐发觉年年复发的眼疾，竟与自己平时特别爱吃胡椒有关。于是停食胡椒一段时间，眼病康复，后又试吃了1～2粒，很快就觉得双目干涩、目昏。为此，特在撰写《本草纲目》中收录胡椒时予以指出，以示后人。所以对于青光眼疾病患者，最好还是借鉴李时珍的经验，不吃为妙。

8. 视神经炎 视神经炎或视神经盘炎是指视神经任何部位发炎的总称（图3-2），临床上根据发病的部位不同，视神经炎分为球内和球后两种，前者指视盘炎，后者系球后视神经炎。本病属中医学"暴盲"范畴，认为本病是因肝肾两虚、阴血亏损而致。

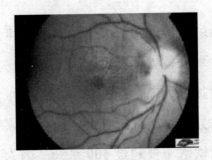

图 3-2 视神经炎

【按摩点穴治疗】

治则：滋养肝肾。

取穴：太阳、睛明、肝俞、光明、风池、肾俞。

操作：先用双手拇指螺纹面自前额分推至两侧太阳30～50遍，又用拇指指端点按睛明30～50次，用大鱼际按揉太阳30次；双手示指微屈，以示指桡侧缘从内向外推抹上下眼眶，各50遍。用力按揉肝俞、光明，各 30 ～ 50 次。又用拇指桡侧缘扫散头部两侧胆经各 30 ～ 50 次，用力拿捏风池 10 ～ 20 次，以局部有较强的酸胀感为佳。然后由前向后用五指拿头顶，至头后部改为三指拿，顺势从上向下拿捏项肌 3 ～ 5 遍。又用双手大鱼际从前额正中线抹向两侧，在太阳穴处重按 3 ～ 5 下，再推向耳后，并顺势向下推至颈部，做 3 ～ 5 遍。每日 1 次。俯卧按压肾俞 30 ～ 50 次。

【按语】

（1）一般如及时治疗，多可恢复一定视力，甚至完全恢复正常，否则可导致视神经萎缩。

（2）具有高危因素的患者及早治疗很有必要，最好是做 MRI 检查。

小贴士

预防措施：维生素 B_1 缺乏是视神经炎的重要诱因。这是由于糖分在体内代谢时消耗了过多的维生素 B_1 所造成的。此外，经常大量进甜食，还容易引起眼睛疲劳，视神经会因为营养不足而出现"故障"。更重要的是，当维生素 B_1 缺乏时，会影响体内碳水化合物的氧化，使不完全氧化物滞留在血液内，从而诱发或加重视神经炎。可以通过多吃富含维生素 B_1 的食物补充，如奶类及其制品、动物肝肾、蛋黄、鳝鱼、胡萝卜、香菇、紫菜、芹菜、橘子、柑、橙等。患有视神经炎的青年人越来越多，很多朋友们就因为长期的上网和看电视、用眼不当所造成。所以，当感觉自己的眼睛有剧痛、呕吐、头痛等症状的时候，就要去医院进行检查了。

---

9. 视神经萎缩　视神经萎缩不是一个疾病的名称，而是视神经病损的最终结果。其表现为视神经纤维的变性和消失，传导功能障碍，导致

视野变化（向心性缩小、缺损、偏盲），视力减退并丧失。此病病因较复杂，一般分为原发性和继发性病因两类，原发性包括外伤、脊髓痨、烟酒中毒、球后视神经炎、先天性遗传；继发性包括视神经盘炎、视网膜和脉络膜炎症、变性，以及中央动脉阻塞。

本病属中医学"青盲"范畴，认为本病多因肝肾不足、精血耗损，或心营亏虚、神气虚耗，或情志郁结、肝失条达、玄府滞涩，或头部外伤，或肿瘤压迫，脉络瘀阻，致目系失养、神光不得发越。

【按摩点穴治疗】

治则：补益肝脾肾，滋阴养血。

取穴：瞳子髎、角孙、颅息、攒竹、风池、肝俞、肾俞。

操作：先压后揉或先揉后压，可加点压或加震颤，反复进行，每穴3～5分钟。每日1次。

【按语】

（1）保持心情舒畅，适当选用辛辣食物，保证视神经血运及能量供给。

（2）一旦视神经萎缩，要使之痊愈几乎不可能，但是其残余的神经纤维恢复或维持其功能是完全可能的。

（3）主要治疗原发性和炎症引起的继发性视神经萎缩。

10. 近视　近视是指视近清晰、视远模糊的一种眼病。以不良用眼习惯为主要原因，或由先天禀赋不足遗传而致。按近视程度分：①轻度近视，小于300度；②中度近视，300～600度；③高度近视，大于600度。按照屈光成分分：①轴性近视眼，由于眼球前后轴过度发展所致；②弯曲度性近视，是由于角膜或晶体表面弯曲度过强所致；③屈光率性近视，是由屈光间质屈光率过高所引起。另外，有假性近视，又称调节性近视，是由看远时调节未放松所致。它与屈光成分改变的真性近视有本质上的不同。

中医学将其和"弱视"一并称为"能近怯远症"，认为近视是全身气血脏腑失调所致，是过度用眼用脑而发生的。

【按摩点穴治疗】

治则：健脾生血，补肝养血，滋阴明目。

取穴：印堂、神庭、攒竹、丝竹空、太阳、睛明、攒竹、神庭、四白、丝竹空、瞳子髎、肝俞、肾俞、光明、率谷、风池、肩井。

操作：先用双手拇指桡侧缘交替推印堂至神庭50遍；用拇指螺纹面分推攒竹，经丝竹空至两侧太阳30～50遍，用大鱼际按揉太阳30次，即方向向后转动，按揉睛明、攒竹、神庭、四白、丝竹空、瞳子髎、肝俞、肾俞、光明各50次；再用双手示指微屈，以示指桡侧缘从内向外推抹上下眼眶，上下各50遍，又用中指指端叩击头后部2～3分钟；用拇指桡侧缘，以率谷为中心扫散头部两侧胆经各30～50次；用力拿捏风池10～20次，以局部有较强的酸胀感为佳；然后由前向后用五指拿头顶，至后头部改为三指拿，顺势从上向下拿捏项肌3～5遍，又用双手大鱼际从前额正中线抹向两侧，在太阳穴处重按3～5下，再推向耳后，并顺势向下推至颈部，做3～5遍，拿肩井10～20次。每日1次。

【按语】

必须从小培养儿童良好的卫生习惯。

（1）培养正确的读书、写字姿势，不要趴在桌子上或扭着身体，书本和眼睛的距离应保持33.3厘米。学校课桌椅应适合学生身高。

（2）看书、写字时间不宜过久，持续1~1.5小时后要有一个短暂时间的休息，眼睛向远处眺望，做眼保健操（现在的手持设备及电脑离眼睛的距离与读书、写字要求一样，同时也要注意使用时间）。

（3）写字、读书要有适当的光线，光线最好从左侧照射过来。不要在太暗或太亮的光线下看书、写字，减轻学生眼睛的负担。保证课间10

分钟休息时间，减轻视力疲劳。

（4）积极开展体育锻炼，保证学生每天有 1 小时体育活动。

（5）教导学生写字不要过小、过密，更不要书写斜、草字。

（6）认真做好眼保健操。

（7）看电视时要注意电视屏幕高度应与视线相平；眼与电视屏幕的距离不应小于荧光屏对角线长度的 5 倍；看电视时室内应开一盏亮光小的电灯，有利于保护视力；在持续看电视 1 ～ 1.5 小时后要有一个短暂的休息时间，眼睛向远处眺望，做眼保健操。

（8）应多吃含各种维生素丰富的蔬菜及动物的肝脏、蛋黄等。胡萝卜对眼睛有好处；多吃动物的肝脏可以治疗夜盲。近视患者普遍缺乏铬和锌，应多吃一些含锌较多的食物，如黄豆、杏仁、紫菜、海带、羊肉、黄鱼、牛肉、肝等。

对近视要分层次防治，抓早抓小。积极矫治，防止向深度发展。如果已发生近视，要到医院验光，配戴适宜的眼镜。假性近视可采用远雾视法、按摩操或晶体操，以及物理疗法、药物等进行矫治。

（9）打羽毛球、乒乓球可预防近视。在打球过程中，眼睛须快速追随羽毛球和乒乓球的运动轨迹变化，这对 5 ～ 9 岁孩子的眼球功能完善有意想不到的好处。

11. 弱视　眼部无明显器质性病变，或者有器质性改变及屈光异常，但与其病变不相适应的视力下降和不断矫正或矫正视力低于 0.9 者均为弱视，可以发生于一只眼或两眼。弱视危害不仅是造成视力低下，而且会影响双眼视觉的正常发育，导致立体视觉的丧失。弱视的常见病因包括斜视性弱视、屈光不正性弱视、屈光参差性弱视、形觉剥夺性弱视。其中半数以上的弱视与斜视有关。

本病属中医学"能近怯远症"范畴，认为是由心阳衰弱或肝肾亏虚所造成。

【按摩点穴治疗】

治则：温心阳，补肝肾。

取穴：睛明、瞳子髎、承泣、丝竹空、肝俞、脾俞、肾俞、足三里、光明。

操作：患者仰卧位，按揉睛明、瞳子髎、承泣、丝竹空，每穴1～2分钟；揉压足三里、光明，每穴1～2分钟；患者俯卧，按揉肝俞、脾俞、肾俞，每穴1～2分钟，并擦热肾俞。每日1次。

【按语】

注意正确的用眼卫生。不要在光线过强或过弱的环境下看书、写字，一次连续看书或写字时间不要超过0.5小时；培养良好的正确的看书、写字姿势。

小贴士

（1）黑豆粉500克，核桃仁500克（微炒焦去衣，捣如泥）。混合调匀，每次两汤匙，掺入煮沸的一杯牛奶中，再加蜂蜜一汤匙服用。常服养血益气，有助视力恢复。

（2）桑葚10克，枸杞子10克，山药10克，大枣10枚。每天1剂，分两次服食。

（3）黄精、黑豆各100克。放入锅中，大火烧开，撇去浮沫，小火焖至酥烂，下精盐、味精适量，拌匀、晒干，每日服2～3次，每次食豆10～15克。

（4）鲜鸡肝1～2个，朱砂0.3～0.5克。隔水蒸熟服食。

---

12. 电光性眼炎 电光性眼炎也称为紫外线眼伤，是由于受到紫外线过度照射所引起的眼结膜、角膜的损伤。在自然界，如高山地区空气

稀薄，大气层对紫外线的吸收和散射作用减少，在冰川、雪地、沙漠等炫目耀眼的地区，反射光的紫外线含量增高，也会引起眼部的损害。在工业上，进行电焊或气焊时，由于不戴防护镜或防护面罩，常因电焊时弧光内射出大量的紫外线而引起眼的损伤。本病发病的特点是眼受到紫外线照射后，一般6～8小时才发病。这段时间为潜伏期，因为紫外线作用于角膜、结膜之后，经6～8小时引起部分上皮细胞坏死脱落。这时症状最严重，最初为异物感，继之眼剧痛，高度眼睑痉挛，怕光，流泪，伴面部烧灼感。患者面部和眼睑红肿，结膜充血水肿，睑裂部位的角膜上皮有点或片状脱落。受到紫外线照射愈久，脱落的上皮愈多。由于角膜上皮的脱落，上皮间的神经末梢暴露，这是眼疼痛的原因，以上症状可持续6～8小时，以后逐渐减轻，2～3天完全恢复。

本病属中医学"暴发火眼"范畴。认为风火毒邪攻目，灼伤白睛，累及黑睛，致白睛暴赤，黑睛混浊，发为本病。

【按摩点穴治疗】

治则：疏风散寒，温经通络，行气活血。

取穴：睛明、攒竹、承泣、四白、太阳、风池、合谷。

操作：患者仰卧位，按揉睛明、攒竹、承泣、四白，每穴1～2分钟，用大鱼际按揉太阳30次；拿风池1分钟，揉压合谷1～2分钟。每日1次。

【按语】

（1）经过应急处理后，除了休息，还要注意减少光的刺激，并尽量减少眼球转动和摩擦。一般经过1～2天即可痊愈。

（2）家长应教育儿童不要观看电焊工人进行操作，否则极易患电光性眼炎。

（3）电焊作业人员和协助扶持焊件的人员应戴好防护面罩。若一时找不到防护面罩，应在产生弧光之前将脸部转向侧后方，同时闭紧双眼，避免弧光直接照射眼球。改善工作环境，如室内同时几部焊机工作时，最好中间设有隔离屏障，以免互相影响，墙壁上涂刷锌白、铬黄等物质，以吸收紫外线。尽量不要在室外进行电焊作业，以免影响他人，在电焊机周围的人或路经机旁的行人，当出现电弧光时，应将脸部转向侧后方。应加强宣传教育，使人们认识电光性眼炎的危害性，认真遵守操作规程，做好预防工作。

13. *梅尼埃病* 梅尼埃病又称"内耳眩晕症"，是一种不明原因的、非炎症性内耳病变。临床主要表现为患者自觉周围物体旋转，眼花缭乱，因体位变动而加重，并伴有耳鸣、耳聋及恶心、呕吐，患侧耳内有闷胀感。该病常反复发作，有明显的缓解期。主要原因是脑动脉硬化造成迷路供氧供血不足、前庭疱疹性神经炎和颅肿瘤等波及迷路、变态反应、B族维生素缺乏，内耳的淋巴液分泌过多或吸收过少，致迷路积水，局部压力增高，造成迷路缺氧和变性。

本病属于中医学"眩晕"范畴，认为多因脾气虚弱，导致气血亏虚；或脾失健运，水湿分布失司，聚湿成痰成饮，痰浊上扰，蒙蔽清窍；或久病及肾，肾阳不足，寒水上攻；或肾阴虚，水不涵木，致肝阳上亢，化火生风，风火上扰引起。

【按摩点穴治疗】

治则：益气养血，健脾祛痰，平肝潜阳，补肾填精。

取穴：耳门、听会、头维、风池、足三里、丰隆。

操作：以两手拇指揉压双侧耳门、听会和头维，再强压双侧风池、足三里、丰隆，每穴 3～5 分钟。每日 1 次。

【按语】

（1）按摩点穴疗法可以辅助治疗，眩晕重者应及时就医。

（2）保持环境安静，调畅情志。

> **小贴士**
>
> 梅尼埃病（眩晕）的食疗药膳如下。
>
> （1）独活60克，鸡蛋6个。共煮，待鸡蛋熟后将鸡蛋皮打碎，再放入药液中煮15分钟停火，等鸡蛋稍凉，吃鸡蛋。每次1个，1日2次。连服3天为1个疗程。多数患者1个疗程即愈。此方疗效显著，且不易复发。
>
> （2）黑芝麻160克，桑葚160克，黄精70克。共碾为粉，加糖搅拌。每日2次，早、晚服用，每次服用5克。大多数患者1个疗程即可见成效。

14. 耳鸣、耳聋　耳鸣、耳聋都是听觉异常的症状。耳鸣是指患者自觉耳内鸣响，如闻蝉声，或如潮声；耳聋是指不同程度的听觉减退，甚至消失。耳鸣可伴有耳聋，耳聋亦可由耳鸣发展而来。因两者在临床上常同时并见，而且病因及治疗方法大致相同，故合并论述。从耳部病变损害的部位来讲，耳鸣、耳聋可分为传音性及感音神经性。由于外耳及中耳的病变从而阻碍声波的传导，即为传音性耳鸣、耳聋。若接受声波的内耳或由内耳经听神经径路发生问题，影响声音的感受，则为感音神经性耳聋。外耳、中耳、内耳三部分均有病变所致成的耳聋，称为混合性耳聋。此外，亦可由全身系统性疾患、局部血管或肌肉等多种原因引起。

中医认为，本病多因暴怒、惊恐、肝胆风火上逆，以致少阳之气闭阻不通所致；或因外感风邪侵袭，壅遏清窍；或因肾气虚弱，精气不能上达于耳而成。

【按摩点穴治疗】

方法（1）：取穴听宫、听会、率谷、侠溪。以拇、中、示三指按压患侧听宫、听会和率谷穴各 3～5 分钟，逐渐加力，亦可一压一放，各按压 20～30 下，再掐压双侧侠溪穴 3～5 分钟。每日 1 次。

方法（2）：取穴耳门、听宫、率谷、中渚。以拇、示、中三指各按患侧听宫、耳门、率谷三穴，指力渐加，各按压 3～5 分钟，再强压双侧中渚穴 5 分钟，以得气为度。每日 1 次。

独穴应用：取穴地五会（脚部第 4、5 跖骨之间，足临泣穴前 0.5 寸处），用小指斜向上点按。

【按语】

（1）耳聋、耳鸣是临床上较为顽固的一种疾病，病因很多，按摩点穴疗法对于神经性耳鸣、耳聋效果较好，但容易复发，需要坚持治疗，巩固疗效。

（2）患者应注意休息，避免过度劳累和精神刺激。

小贴士

（1）将葵花子壳 15 克放入锅中，加水 1 杯煎煮，取汁，每日服两次。

（2）盐适量，炒热，装入布袋中，以耳枕之，袋凉则换，坚持数次，即可见效。

（3）猪皮、大葱各 60～90 克。同剁烂，加食盐，蒸熟后一次吃完，连吃 3 日。

（4）取二至丸适量，每次用开水吞服 10 克，每日 2 次，连用半个月为 1 个疗程。

（5）龙胆 10 克，泽泻 15 克。水煎服，每日两次。

（6）取石菖蒲 20 克，甘草 10 克。先用冷水浸泡 1 小时，然后水煎，分两次服用，每日 1 剂，10 天为 1 个疗程。一般服用 1 ～ 2 个疗程后耳鸣症状能得到有效缓解。

（7）生地黄适量，截塞耳中。

（8）粗细适中的葱白切段，睡前塞入耳中。

15. 慢性鼻炎　鼻炎指的是鼻腔黏膜和黏膜下组织的炎症（充血或者水肿）。鼻腔黏膜分泌的稀薄液体样物质称为鼻涕或鼻腔分泌物，可帮助清除灰尘、细菌，以保持肺部的健康。通常情况下，混合细菌和灰尘的鼻涕吸至咽喉并最终进入胃内，因其分泌量很少，一般不会引起人们的注意。当鼻腔黏膜出现炎症时，鼻涕的分泌量增加，并可以因感染而变成黄色，流经咽喉时可以引起咳嗽，鼻涕量多时还可以经前鼻孔流出。故表现为鼻塞、流涕、打喷嚏、头痛、头昏等。

鼻炎的表现多种多样，可分为急性鼻炎和慢性鼻炎（包括慢性单纯性鼻炎、慢性肥厚性鼻炎）。此外，还有变态反应性鼻炎、萎缩性鼻炎、药物性鼻炎、季节性鼻炎等。

（1）急性鼻炎：俗称"伤风"或"感冒"，是鼻腔黏膜的急性炎症，主要表现为鼻塞和鼻涕增多（早期为清水样涕，后变为黏液脓性鼻涕），患者可有低热和全身不适。检查见鼻黏膜充血肿胀，有分泌物。以秋冬或冬春季之交多见，病程一般 7 ～ 14 天，为病毒（鼻病毒、腺病毒、流感和副流感病毒）感染引起，并常继发细菌感染。

（2）慢性鼻炎：由急性鼻炎发展而来，与继发细菌感染、治疗不彻底和反复发作有关，为鼻腔黏膜和黏膜下层的慢性炎症。轻者称为慢性单纯性鼻炎，重者称为慢性肥厚性鼻炎。主要症状为鼻塞（轻者为间歇性或交替性，重者为持续性），鼻分泌物增多。检查见鼻黏膜充血肿胀，鼻道有少量黏液性分泌物，严重的肥厚性鼻炎由于组织增生，黏膜表面凹凸不平，下鼻甲黏膜呈桑葚状变化，中鼻甲黏膜呈息肉样变。

（3）变态反应性鼻炎：俗称过敏性鼻炎，其主要症状是突然鼻痒、打喷嚏、流清涕、鼻塞，且反复发作。一年四季均发作者叫常年性变态反应性鼻炎，仅在固定的季节中发作者叫季节性变态反应性鼻炎。前者主要由屋内灰尘、螨虫、真菌及棉絮等引起，后者主要由花粉引起（故又称"花粉症"）。

急性鼻炎属中医学"伤风鼻塞"范畴，认为因气候多变、寒热不调，或生活起居失慎、过度疲劳，致使正气虚弱，肺卫不固，风邪乘虚侵袭而致病。慢性鼻炎属中医学"鼻窒"范畴，认为由伤风鼻塞反复发作和（或）治疗不彻底，或因饥饱劳倦、体质虚弱致肺脾气虚，易受外邪侵袭，导致肺失清肃，升降失职，邪毒湿浊滞留鼻窍而发病。

【按摩点穴治疗】

治则：补益肺脾，调和气血，化瘀通窍。

取穴：迎香、印堂、风门、囟会、尺泽、肺俞、风池。

操作：先用中指指端点揉迎香 100 次，双手拇指桡侧缘交替推印堂至囟会 100 遍，按揉尺泽、风门、肺俞各 50 次，用力拿捏风池 10 次；再用双手示指螺纹面从睛明开始向下推抹鼻翼，不拘次数，以局部有温热感为度。每日 1 次。

【按语】

（1）注意工作、生活环境的空气清新，避免接触灰尘及化学气体，特别是有害气体。

（2）加强营养，加强锻炼，提高身体素质。通过运动，可使血液循环改善，鼻甲黏膜内的血流不致阻滞。

（3）改掉挖鼻的不良习惯。及时矫正一切鼻腔的畸形，如鼻中隔偏曲等。

（4）慎用鼻黏膜收缩剂（滴鼻净、麻黄碱、必通、呋麻滴鼻液等），尤其不要长期不间断使用。

16. 鼻窦炎　鼻窦是头骨和面骨中围绕鼻腔周围的一些含气的空腔，包括上颌窦、额窦、筛窦和蝶窦。鼻窦炎是指细菌感染鼻窦黏膜引起的化脓性炎症，有急性和慢性之分。最常见的致病原因为鼻腔感染后继发鼻窦化脓性炎症。此外，变态反应、机械性阻塞及气压改变等均易诱发鼻窦炎，牙齿感染可引起齿源性上颌窦炎。

（1）急性鼻窦炎：常在感冒后出现鼻堵塞，脓性鼻涕增多，嗅觉减退和头痛。可伴发热及全身不适症状。用鼻镜或鼻内窥镜检查可见鼻黏膜充血肿胀，中鼻道或嗅裂处有脓性分泌物，各相应鼻窦区有压痛，鼻窦 X 线片有助于诊断。

（2）慢性鼻窦炎：鼻部症状似急性鼻窦炎，但无全身症状，病程长，可以有头痛，也可以没有头痛。鼻腔检查见中鼻道或嗅裂处有脓性分泌物，中鼻甲及中鼻道黏膜增厚或息肉样变，鼻窦 X 线片对诊断有很大帮助。

鼻窦炎的症状与鼻窦发生炎症有关，以下是各组鼻窦发炎时不同的表现。前额部疼痛，晨起轻，午后重；还可能有面颊部胀痛或上列磨牙疼痛，多是上颌窦炎；晨起感前额部疼，渐渐加重，午后减轻，至晚间全部消失，可能是额窦炎；头痛较轻，局限于目内眦或鼻根部，也可能放射至头顶部，多由筛窦炎引起；眼球深处疼痛，可放射到头顶部，还出现早晨轻、午后重的枕部痛，可能是蝶窦炎。

本病属中医学"鼻渊"，又名"脑漏"，认为多因风邪外袭，寒闭腠理，肺气不和；或阳明经火上客鼻窍；或胆移热于脑；或风寒上扰，郁滞鼻窍所致。

【按摩点穴治疗】

治则：清热解毒，宣肺通窍。

取穴：上星、印堂、迎香、承泣、太阳、曲池、合谷、列缺。

操作：先用拇指指端点按或按揉上星、印堂、迎香、承泣各 1～2 分钟；再用拇指、示指对称用力以推揉法从鼻根沿鼻的两侧向下至迎香 5～10 遍，患者会立即感觉鼻窍通畅；两拇指用分推法自印堂穴推至双侧太阳 10～20 遍；然后按揉曲池、合谷、列缺各 1～2 分钟。每日 1 次。

【按语】

（1）平时注意鼻腔卫生，注意擤涕方法。鼻塞多涕者，宜按塞一侧鼻孔，稍稍用力外擤，之后交替而擤。

（2）急性发作时，多加休息。慢性鼻窦炎者，治疗要有信心与恒心，注意加强锻炼以增强体质。

（3）严禁烟、酒、辛辣食品。保持性情开朗，避免精神刺激，同时注意不要过劳。

（4）平时要常做鼻部按摩。

17. 扁桃体炎　扁桃体是人体咽部的两个最大的淋巴组织，一般 4～5 岁后逐渐增大，到 12 岁以后开始逐渐萎缩。正常情况下，扁桃体能抵抗进入鼻和咽腔里的细菌，对人体起到保护作用，但是，当身体抵抗力低，加上受凉感冒，就会使扁桃体抵抗细菌的能力减弱，从而导致口腔、咽部、鼻腔，以及外界的细菌侵入扁桃体，发生炎症，即扁桃体炎。其表现为咽痛、发热及咽部不适感等，检查见扁桃体充血肿大。此病可引起耳、鼻，以及心、肾、关节等局部或全身的并发症，故应予重视。临床上分为急性和慢性两种。

（1）急性扁桃体炎：急性扁桃体炎是扁桃体的急性炎症。大多在机体抵抗力降低时感染细菌或病毒所致，病原菌主要是乙型溶血性链球菌，此外,葡萄球菌、肺炎链球菌和腺病毒也可引起。起病较急,有恶寒及高热,吞咽时咽痛尤重,并可引起放射性耳痛、四肢酸痛乏力,检查见扁桃体充血肿大。

(2)慢性扁桃体炎:慢性扁桃体炎多由急性扁桃体炎反复发作演变而来。多无明显的自觉症状,平时可有咽干、异物感等。

本病属中医学"乳蛾"范畴,急性扁桃体炎相当于"风热乳蛾",慢性扁桃体炎相当于"虚火乳蛾"。风热乳蛾多因气候骤变,寒热失调,肺卫不固,致风热邪毒乘虚从口鼻入侵喉核,或因过食烟酒等,脾胃蕴热,或因外感风热失治,邪毒乘热内传肺胃,上灼喉核,发为本病;虚火乳蛾多因风热乳蛾或温病之后余毒未清,邪热耗伤肺阴,或因素体阴虚,加之劳倦过度,肾阴亏损,虚火上炎,上蒸喉核,发为本病。

【按摩点穴治疗】

治则:急性者疏风清热;慢性者滋阴降火。

取穴:急性取少商、合谷、鱼际、孔最、曲池、天突;慢性取天突、鱼际、照海、三阴交。

操作:

(1)急性扁桃体炎:先用拇指指尖切(掐)按少商,用力中等,每隔10秒钟放松1次,反复切按1~2分钟;用较重力捏按合谷1~2分钟,每隔10秒钟放松1次;再用拇指指尖用重力切(掐)按鱼际,每隔10秒钟放松1次,反复切按1~2分钟;用拇指指腹重力捏按孔最、曲池,每隔20秒钟放松1次,反复捏按2~3分钟;用示指指腹轻按天突,每隔10秒钟放松1次,反复扣按1~2分钟。每日1次。

(2)慢性扁桃体炎:先用中指指腹轻轻揉按天突1~2分钟,以局部有轻微胀热感为止;再用拇指指尖用中等力量切(掐)按鱼际、照海,每隔10秒钟放松1次,反复各1~2分钟;然后用拇指指腹用重力捏按三阴交，每隔10秒钟放松1次，反复捏按1～2分钟。每日1次。

【按语】

注意口腔卫生，多喝开水；注意加强饮食营养，增强体质，提高机体抵抗力。在治疗过程中，如果出现体温突然升高，应尽快去医院治疗。儿童扁桃体过度肥大可影响呼吸和吞咽；若腺样体也增大时，则导致鼻塞、打鼾，应积极治疗。

小贴士

（1）霜降以后，择粗大丝瓜藤，在离根30厘米处剪断，然后将两个剪口均插入大口瓶中，则分别有水流出，称为丝瓜水。每次取两个小酒杯，兑白开水适量内服，日服2～3次。

（2）皂角刺10克。水煎，早、晚两次分服。

（3）茵陈30克，蒲公英30克。水煎，分两次服，每日1剂。

（4）锦灯笼，用花萼2～3个或全草9～15克，煎服或泡茶服。

（5）红头草9～15克。水煎，每日1剂，分3次服。

（6）山楂30克，马齿苋30克，荆芥3克。水煎服。

（7）蒲公英30克，甘草10克。水煎服，每日两次。

（8）山楂10克，苦参20克。水煎服。

（9）丝瓜1个，海带30克，蒲公英30克。水煎服，每日2～3次。

（10）菊花15克，海带30克。水煎服，每日两次。

---

18. **慢性咽炎** 慢性咽炎是指慢性感染所引起的弥漫性咽部病变，多发生于成年人，常伴有其他上呼吸道疾病，常因急性咽炎反复发作、鼻炎、鼻窦炎的脓液刺激咽部，或鼻塞而张口呼吸，均可导致慢性咽炎的发生。慢性咽炎与吸烟有一定的关系，治疗应先从戒烟开始。

本病属中医学"喉痹"范畴，急性多因气候骤变、寒热失调、肺卫不固，致风热邪毒乘虚从口鼻侵入喉核，或因过食烟酒等，脾胃蕴热，或因外感风热失治，邪毒乘热内传肺胃，上灼喉核，发为本病；慢性多因风热乳蛾或温病之后余毒未清，邪热耗伤肺阴，或因素体阴虚，加之劳倦过度、肾阴亏损、虚火上炎、上蒸喉核，发为本病。

【按摩点穴治疗】

先用中指指腹轻轻揉按天突 1～2 分钟，以局部有轻微胀热感为止；再用拇指指尖用中等力量切（掐）按鱼际、照海，每隔 10 秒钟放松 1 次，反复各 1～2 分钟；然后用拇指指腹用重力捏按三阴交，每隔 10 秒钟放松 1 次，反复捏按 1～2 分钟。每日 1 次。

【按语】

慢性咽炎是一种迁延难愈的慢性疾病，长期表现为咽痒、咳嗽、痰多、晨起恶心感，虽然不是什么大病，却给生活带来很大的困扰。众所周知，慢性咽炎防重于治，那么到底应如何预防慢性咽炎呢？

（1）加强教育，在急性期应及时选用抗病毒、抗菌药物治疗，勿使转为慢性。在慢性期一般不需要使用抗菌药物，不要听到"炎"字就一定要用抗生素。

（2）治疗鼻、口腔、下呼吸道疾病，包括口腔疾病。

（3）勿饮烈性酒和吸烟，饮食时避免辛辣、酸等强烈调味品。

（4）改善工作、生活环境，结合生产设备的改造，减少粉尘、有害气体的刺激。

（5）生活起居有常，劳逸结合。及时治疗各种慢性疾病，每天保持大便通畅，清晨用淡盐水漱口或少量饮用（高血压、肾病者勿饮盐开水）。

（6）教师、文艺工作者、售票员要注意正确的发音方法，演出前禁烟和冷饮。感冒和声哑时尤须注意，要静息少言。在青春变声期、妇女月经期和怀孕期，特别要防止用声过度。

（7）加强劳动防护，对生产过程中的有害气体、粉尘等需妥善处理。

（8）既病防变。

（9）慢性喉炎治疗不及时，最终可以导致失音，故必须抓紧早期治疗，平素宜适当减少发声，避免大声喊叫，这一点至关重要，否则虽积极治疗也无济于事。

（10）适当控制用声。用声不当，用声过度，长期持续演讲和演唱对咽喉炎治疗不利。

（11）及早防治喉炎，是防治本病的关键。

（12）平日多吃蔬菜、水果，少吃辛辣油炸食物，戒除烟酒。

（13）室内湿度过低时，冬季烤火要放水壶湿化空气。生活要有规律，以防劳累耗伤气阴，引起虚火上炎。

小贴士

（1）金银花 10 克，甘草 5 克，荸荠 10 个去皮。掺 200 毫升水共煎饮汁，常饮。

（2）新鲜萝卜叶捣汁服，或干萝卜叶煎汤服，不拘量。

（3）海带洗净，用开水煮一下即取出，以白糖腌 3 日后，每日食 30 克。

（4）鲜芝麻叶 5～7 片，嚼烂慢慢咽下，每日早、晚各 1 次。

（5）红大戟 3 克，放入口中含服，每日两次。

（6）菊花 10 克，桔梗 5 克，泡水代茶饮。

（7）白矾 15 克，放入干锅中制成枯矾，研细成末，用管吹入喉部，2～3 次即愈。

（8）胖大海泡水代茶饮。

（9）南沙参 15 克，合欢花 15 克，香附 10 克，桔梗 5 克。水煎，每日 1 剂，分两次口服。

（10）菊花、青果、金银花、胖大海各 10 克。开水泡服，每日 1 剂，3 日为 1 个疗程。伴咽喉红肿加板蓝根 12 克；伴咽喉干涩加生地黄、麦冬、云参各 10 克；伴咳嗽加桔梗 10 克。主治慢性咽炎。

19. **牙痛** 牙痛是指牙齿因各种原因引起的疼痛而言，为口腔疾患中常见的症状之一。主要症状表现为牙齿疼痛，咀嚼困难，遇冷、热、酸、甜、疼痛加重。无论是牙龈、牙周和牙质的疾病都可以引起牙痛。现代医学认为，牙痛多由牙齿本身、牙周组织及牙周脓肿、冠周炎、急性化脓性上颌窦炎等引起。此外，神经系统疾病，如三叉神经痛常以牙痛为主诉。

本病属中医学"齿痛""牙痛"范畴，多因风热邪毒留滞脉络，或肾火循经上扰，或肾阴不足、虚火上扰而致。亦有过敏或过食甘酸之物，口齿不洁，垢秽蚀齿而牙痛。牙痛甚烈，兼有口臭、口渴、便秘、脉洪等症状，为阳明火邪；痛甚而龈肿，兼形寒身热、脉浮数等症状者，为风火牙痛；隐隐作痛，时作时止，口不臭，脉细或齿浮动者，属肾虚牙痛。

【按摩点穴治疗】

治则：清热解毒，滋阴降火。

取穴：合谷、内庭。

操作：用指尖掐压法，一般取健侧穴，依次掐压，每穴 1 分钟。上牙痛配按揉下关，下牙痛配按揉颊车，虚火牙痛配按揉太溪。不应，再重复做 1～2 次。

【按语】

按摩点穴治疗主要起暂时止痛作用，根治仍需进行口腔科治疗。注意口腔卫生，养成"早晚刷牙，饭后漱口"的良好习惯。睡前不宜吃糖、饼干等淀粉之类的食物。忌酒及热性动火食品，勿吃过硬食物，少吃过酸、过冷、过热食物。

20. **口腔溃疡** 口腔溃疡，又称为"口疮"，是发生在口腔黏膜上的浅表性溃疡，大小可从米粒至黄豆大小，呈圆形或卵圆形，溃疡面凹陷，周围充血。溃疡具有周期性、复发性及自限性等特点，好发于唇、颊、舌缘等。病因及致病机制仍不明确。诱因可能是局部创伤、精神紧张、食物、药物、激素水平改变及维生素或微量元素缺乏。系统性疾病、遗传、免疫及微生物在其发生、发展中可能起重要作用。治疗主要以局部治疗为主，严重者需全身治疗。

本病属中医学"口疮""口疳"范畴。认为多因脾胃积热、胃火熏蒸于口，或肾水不足、虚火上炎所致。一般分虚证和实证两类。兼有发热、口渴、口臭者为急性实证；而慢性虚证则此起彼伏，缠绵不愈，口不渴饮，不发热。

【按摩点穴治疗】

治则：和胃降火或滋阴降火。

取穴：实证取劳宫、合谷、足三里、内庭；虚证取劳宫、肾俞、太溪。

操作：

（1）实证：患者取坐位，医者坐其对面，一手掌托住患者手背，另一手拇指揉压劳宫1～2分钟，揉压合谷30秒钟，再按压足三里、内庭各30秒钟。每日1次。

（2）虚证：患者取坐位，医者坐其对面，一手掌托住患者手背，另一手拇指揉压劳宫1～2分钟；患者俯卧位，医者立于左侧，用双手大鱼际及掌根旋转揉压肾俞1分钟；再用拇指分别按揉两侧太溪各30秒钟。每日1次。

【按语】

平时要节制饮食，少食辛辣厚味及醇酒、肥甘之品。调情志，使心情舒畅，保证充足睡眠，锻炼身体，增强体质。

小贴士

在临床中，下面的验方较为有效，可供读者选用。

（1）浓茶漱口：我国明代药典《本草纲目》称："茶苦而寒，最能降火……火降则上清矣"，据研究，茶含单宁，具有收敛作用，可促使口腔溃疡面愈合；茶还能消炎杀菌，因单宁能使单细胞菌类的蛋白质凝固，故民间常用茶汤冲洗伤口，以消毒杀菌，促使伤口愈合。茶还富含维生素 C（维生素 C 有抗坏血病作用）、维生素 B_{12}（能防治各类炎症）。其他如维生素 P、维生素 K 等，对口腔溃疡面的康复均有一定作用。

（2）庆大霉素疗法：用消毒棉签蘸取庆大霉素（4 万国际单位/2 毫升）注射液轻涂口腔内溃疡面，数分钟后再涂 1 次，每日 4 次，最好在三餐后和睡前漱口后涂上药液，一般 2～3 日即可愈合。如果是多发性口腔溃疡或口腔糜烂，可用庆大霉素（4 万国际单位/2 毫升）一支，加注射用水稀释成 10 毫升，含口内 3 分钟后吐出，每 6 小时一次，有较好的效果。

（3）维生素 E 疗法：取维生素 E 糖衣片数片研成细末，涂敷溃疡面上，每日 4 次，3～4 日即可痊愈。此后可每晚睡前含服 1～2 片，持续含服 1 个月以防止复发。

（4）维生素 B_{12}、维生素 C 疗法：取维生素 B_{12}、维生素 C 各 1 片研成粉末拌匀，用无菌棉球蘸少许涂于溃疡面上，咬合 5～10 分钟，使药物被直接吸收（口服显效极慢），一般 3～4 次可痊愈。

其机制是：维生素 B_{12} 能促进人体物质代谢，但人体内维生素 B_{12} 浓度很低，很少储存；维生素 C 能降低毛细血管的通透性，减轻溃疡面水肿。两药合用，可起到局部消炎、抑菌止痛、促进溃疡面加速愈合、使溃疡不易复发等功用。

（5）蒲公英煎液口服并漱口：蒲公英，味苦、甘，性寒，可清热解毒。取新鲜蒲公英 100 克（干品 50 克），洗净水煎，饮药液并含漱。一日数次至愈止。

（6）云南白药疗法：用消毒棉签蘸云南白药粉末涂敷溃疡面，绝大多数人用药 3 日后即可痊愈。

21. 荨麻疹 荨麻疹是各种过敏原在皮肤上引起的一种血管神经反应。一般认为是抗原抗体反应，常与食物、药物、植物、寄生虫、风吹受凉、神经功能障碍等内外因素有关。主要症状：皮疹，出现大小不等的风团，呈红色或淡白色，周围有红晕，奇痒，发作快，消失快，不留痕迹。部分患者伴有发热，病变发生在胃肠道及呼吸道时可有呕吐、腹泻、腹痛及哮喘等。

本病属中医学"风疹""瘾疹"范畴，认为多因内有蕴热伏湿蕴结或血虚复感风寒、湿热外邪侵袭，客于肌肤所致。

【按摩点穴治疗】

治则：活血祛风。

取穴：大椎、曲池、血海。

操作：用指压、叩击法。每穴先按压 1 分钟，再叩击(指叩)10～15 下，如此反复做 3～5 遍。每日 1 次。

【按语】

在生活中寻找引起荨麻疹不同发病时间的相同因素，远离致病因素。

避免饮酒、喝浓茶及食用海鲜、辣椒等辛辣食品。生活规律，避免过度劳累和过度紧张。

小贴士

（1）香樟木 100 克，防风 200 克。水煎，外洗患处，每日 1 次。

（2）韭菜 150 克，大葱 50 克，白酒 30 毫升。将韭菜、大葱切断后加白酒，水煎口服，日服两次。

（3）醋 200 毫升，红糖 60 克，生姜 30 克（切丝）。加水煮沸 5 分钟后取汁，每次 20～30 毫升加温开水冲服，每日 2～3 次。

（4）木瓜 60 克，生姜 9 克，醋 100 毫升。共入砂锅内煮，醋干时，取出木瓜、生姜，分早、晚两次取食。

（5）大枫子 50 克，大蒜 20 克。水煎外洗，每日 1 次。

（6）薄荷叶 3 克，蝉蜕 3 克。加黄酒和水，煮一沸，每日 2～3 次分服。

（7）绿豆 20 克，苍耳叶 20 克。水煎服，每日两次。

（8）鲜青蒿 60 克，擦患处。

（9）地肤子 9 克。水煎服，每日两次。

（10）香菜适量，置砂锅中水煎，温服，每日 3 次。

22. **湿疹**　湿疹是一种临床常见多发的过敏性炎症性皮肤病。本病一年四季均可发生，自觉瘙痒剧烈，病情易反复，可多年不愈，是多种内、外因素相互作用所引起的迟发型变态反应，发病与机体的过敏素质、神经精神因素、变态反应过敏等有关。临床上一般分为急性湿疹（包括急性、亚急性和慢性湿疹急性发作）和慢性湿疹两大类，且二者又多相互转化。

（1）急性湿疹：主要表现为周身或胸背、腰腹、四肢、阴囊、肛门处出现红色疙瘩，或皮肤潮红而有集簇或散发性粟米大小之红色丘疹，或丘疹水泡、瘙痒，或皮损溃烂，渗出液较多，常伴有便干溺赤、口渴、心烦等症状。

（2）慢性湿疹：多由急性和亚急性湿疹转化而来。患部皮肤肥厚，皮疹表现为暗红色，表面粗糙有脱屑、结痂，出现苔藓化和皲裂，有色素沉着、抓痕、点状渗出、血痂及鳞屑等。皮损多比较局限，瘙痒较剧或是阵发性，遇热或入睡时瘙痒尤为严重。病程迁延不愈，可迁延数月或数年。

本病属中医学"浸淫疮""血风疮""粟疮""旋耳疮""肾囊风""四弯风"和"乳头风"范畴。急性湿疹多因饮食伤脾，外受湿热之邪；或脾虚失运，素体蕴湿，郁久化热，湿热壅遏，而成湿热相搏，或夹风邪、厉风、湿热客于肌肤所致；慢性湿疹多由急性湿疹失治迁延转化而成，或因血虚、风燥、脾湿所致。在治疗期间，病灶不宜热水烫洗和洗刷肥皂，亦不宜吃辛辣、酒等刺激之品，忌烟。

【按摩点穴治疗】

治则：养阴清热，化湿解毒。

取穴：曲池、合谷、风市、血海、足三里、三阴交。

操作：用指压、揉压法。急性以压为主，或压中兼揉；慢性以揉为主，或揉中兼压，每穴按压5分钟。每日1次。

小贴士

（1）南瓜蒂1个，烧灰研末，患部用温水洗净，将南瓜蒂灰末调芝麻油少许搽之。

（2）绿豆粉、芝麻油各适量。将绿豆粉炒成黄色，晾凉，用芝麻油调匀敷患处，治湿疹流黄水。

（3）将适量核桃仁捣碎，炒至焦黑出油，研成糊状，敷患处。

（4）玉米须适量，烧灰存性，研为末，以芝麻油调拌，外敷患处。

（5）食盐6克，白矾50克，冲开水洗涤。

（6）菊花5克，开水冲泡饮用。

（7）金银花15克，水煎，加糖适量饮用。

（8）将马铃薯洗净，捣烂如泥，敷于患处，用纱布包扎，每日换药4～6次，或桃树叶浓煎，搽患处。

（9）黄柏20克，马齿苋30克。共研细末，以芝麻油调敷患处，每日1次。适宜湿疹小水疱，破后流水者。

（10）大黄、黄柏、苦参、菊花各15克。水煎，外洗患处，每日两次。

（11）苦参20克，黄柏20克，白矾10克。水煎，外洗患处，每日两次。

（12）灯心草20克，雄黄10克，冰片0.5克。共研细末，芝麻油调敷患处。

23. 神经性皮炎　神经性皮炎是以阵发性皮肤瘙痒和皮肤苔藓化为主症的慢性皮肤炎症，多见于成年人。现代医学认为可能与神经功能紊乱、精神紧张、个体素质有关，常因劳累过度、衣领摩擦、饮酒及进食辛辣等刺激性食物，以及难以承受的瘙痒而致的搔抓诱发或致病情加重。临床主要表现为局部阵发性皮肤瘙痒，皮肤增厚，皮沟加深，呈多角性丘疹或苔藓样变。本病好发于头、眼睑、颈、背、肩、前臂外侧、腰和阴部。常为对称性分布。遇情绪波动时瘙痒加重，迁延难愈。

本病古称"癫皮疯"，属中医学"牛皮癣"范畴，认为多因湿热邪毒、蕴于肌肤、阻滞经络、日久生风化燥、肌肤失养所致。

【按摩点穴治疗】

治则：清热利湿，活血散结。

取穴：曲池、血海、风市、膈俞、三阴交。

操作：先将拇指指腹置于曲池上，其余四指置于该穴内侧面（即少海穴及附近处），拇指用重力扣按，每隔 20 秒钟放松数秒钟，反复 3～5 分钟；又揉按血海，用力中等，每隔 20 秒钟放松数秒钟，反复揉按 3～5 分钟；再用拇指指腹扣按风市 3～5 分钟，用力较重，每隔 20 秒钟放松数秒钟；然后五指摄合成梅花指状，用中等力量，叩击膈俞，每分钟 120 次，持续叩击 2～3 分钟；最后将拇指指腹以重力扣按三阴交 2～3 分钟，每隔 20 秒钟放松数秒钟。每日 1 次。

【按语】

（1）严禁搔抓、摩擦、热烫，忌烟酒及刺激性食物（如牛肉、羊肉、海鲜、辛辣食物等），若瘙痒难耐可以用冷敷法（或冷水浴）减轻瘙痒感，假以时日即可自愈。

（2）人在睡眠状态下会下意识地搔抓瘙痒处，为了防止这种下意识的搔抓，在必要的时候可穿秋衣、手套就寝。

（3）放松心情，转移注意力。此疾虽让人痛苦然而并无大碍，且可治愈，不必过于担心，不要将注意力集中到皮炎上面干扰正常工作和生活，病去如抽丝，此病痊愈有一个过程，不可失去耐心，不可失去信心。

（4）规律的作息、均衡的饮食、适度的体育锻炼可使人体的功能处于良好状态，有助于本病的治疗。

（5）此病往往从某一局部开始，随着局部病情的加重扩散至周边乃至全身各处，所以在此病出现的早期切不可马虎大意，而要注意一切禁忌，采取积极措施尽早遏制住病情，避免扩散。

24. 带状疱疹 带状疱疹是由病毒引起的急性炎症性皮肤病。现代医学认为本病是由于水痘－带状疱疹病毒长期潜伏于机体内，在机体抵抗力低下时，诱发本病。多在春季发病。临床主要表现为初起患部有束带状痛，局部皮肤潮红，伴有轻度发热、乏力、食欲缺乏等全身症状。皮疹呈簇集状水疱，如绿豆或黄豆样大小，中间夹以血疱或脓疱，皮损多沿某一周围神经分布，排列成带状，发生于身体的一侧，不超过躯体中线。多发于肋间、胸背、面部和腰部。

本病属中医学"缠腰火丹""蛇串疮""蛇丹"范畴，多根据发病部位而命名，发于腰部的，称缠腰火丹或蛇串疮；发于头面或其他部位的，称蛇丹或火丹。认为多因肝胆风热或湿热内蕴，客于肌肤所致。

【按摩点穴治疗】

治则：健脾化湿，清泻肝胆。

取穴：曲池、外关、合谷、足三里、血海、三阴交、阳陵泉。

操作：先将拇指指腹置于曲池上，其余四指置于该穴内侧面（即少海穴及附近处），拇指用重力扣按，每隔 20 秒钟放松数秒钟，反复 3～5 分钟；切按外关、合谷，每穴 2～3 分钟；按揉足三里、血海、三阴交、阳陵泉，每穴 2～3 分钟。每日 1 次。

【按语】

首先要注意休息，提高机体的抗病能力。及早采取有效的治疗方法可缩短病情，避免或减轻后遗神经痛等并发症。饮食要清淡，避免鱼腥、酒辣、鸡肉等温热食品。要保持皮肤创面干净。

小贴士

（1）六神丸研末，加少许醋，调成糊状，涂患处，每日 3 次，无须包扎，同时服六神丸，每日 3 次，每次 5～10 粒。

（2）马齿苋捣烂敷患处。

（3）野菊花捣汁涂患处，每日 1 次。

（4）鲜青蒿 30 克（取汁），加雄黄末 15 克，混匀涂患处。

（5）雄黄、白矾各等份，研末，浓茶水调涂患处。

（6）大蓟捣烂外敷。

（7）雄黄 6 克，大黄 9 克。共研细末，茶水调敷患处。

（8）蜈蚣 3 条，在瓦上焙干，研末，加鸡蛋清调匀，涂在患处，每日 5～6 次。

（9）白芷、雄黄各 10 克，共研末，用醋调匀，涂患处，每日 2～3 次。

（10）板蓝根 50 克，水煎取汁，外洗患处。

（11）龙胆研细末，用芝麻油调敷。

（12）大黄 10 克，黄连 10 克，黄芩 10 克，黄柏 10 克。共研为细面，用芝麻油调涂疮面。

25．白癜风　白癜风是一种后天性的局限性皮肤色素脱失病。其表现为大小不等的局限性脱色斑，边缘清楚，周边与正常皮肤交界处的皮色较深，数目单发或多发，可以相互融合汇成大片，患处毛发可以变白，无任何自感症状，日晒后损害局部有灼痒感。各个年龄均可发病，但是青年人多见，经过缓慢，可以长期无变化，也可以呈间断性发展。全身各部位均可发生，可散在，可局限于一处，亦可以单侧发生，有时还呈阶段性或带状分布。

本病属中医学"白癜"或"白驳风"范畴，认为湿热蕴结，精血亏虚，内风驳接于皮肤。

【按摩点穴治疗】

治则：清热解毒，补益精血。

取穴：脊柱、足三里、三阴交、孔最。

操作：捏脊，用拇指桡侧缘顶住皮肤，示、中二指前按，三指同时用力提拿肌肤，双手交替捻动，自下而上，向前推行，每捏 3 次，向上提拿 1 次，共操作 5 遍；按揉足三里、三阴交、孔最，每穴 2 ～ 3 分钟。每日 1 次。

【按语】

病程短者，一般治疗的疗程短，治愈率高，局限性和散发性的患者疗效较好，暴露部位效果好。患者要保持心情舒畅，忌辛辣、烟酒等刺激性食物。

【疾病禁忌】

（1）忌大量食用辛辣刺激性食物、海鲜类发物和富含维生素 C 的食物：这些食物都会引起白斑范围扩大，导致白癜风难以治愈。

（2）忌穿紧身衣裤：有些白癜风患者特别爱穿紧身衣裤，殊不知过紧的衣裤会导致皮肤和衣服一直产生摩擦，加重皮损，导致白斑处的黑色素合成受阻，久久不能消退，所以白癜风患者一定要注意不能穿紧身衣裤，平时最好穿宽松的棉质衣服，这样对治愈白癜风有好处。

（3）忌阳光暴晒：有些不懂白癜风常识的患者会认为阳光暴晒可以使皮肤黑色素增多，有利于治愈白癜风；但事实是恰恰相反，阳光暴晒会造成患者皮肤黑色素被破坏，不利于白癜风治疗，所以白癜风患者需避免阳光暴晒。

（4）忌长期情绪低落：有些患者在知道自己得了白癜风之后，情绪就一直处于低落之中，觉得生活对自己太不公平，但其实情绪低落也是造成白癜风久治不愈的原因，情绪低落会造成患者的大脑神经系统功能紊乱，影响皮肤黑色素合成，导致白斑久久不能恢复至正常皮肤，所以白癜风患者一定要保持心情愉悦，坚信白癜风是可以治愈的，不要长期处于情绪低落之中。

26. 药疹（药物性皮炎）　药疹亦名药物性皮炎，是药物通过注射、内服、吸入等途径进入人体内而引起的皮肤、黏膜反应，主要表现为以下几种类型。

（1）荨麻疹及血管性水肿型：皮疹特点为发生大小不等的风团。这种风团皮疹较一般荨麻疹色泽红，持续时间较长，自觉瘙痒，可伴有刺痛、触痛等。

（2）猩红热样或麻疹样丘疹型：呈弥漫性鲜红色或米粒至豆大红色斑丘疹，密集分布。

（3）剥脱性皮炎或红皮病型：表现为全身皮肤鲜红肿胀，伴渗液、结痂，继而大片叶状鳞屑剥脱，有臭味，黏膜亦有充血、水肿、糜烂等。

（4）大疱性表皮松解萎缩坏死型：是药疹中最严重的一型，其特点是发病急，皮疹初起于面、颈、胸部，为深红色、暗红色及略带铁灰色斑疹很快融合成片，发展至全身。在红斑基础上出现大小不等的松弛性水疱及表皮松解，呈烫伤样表现。

（5）固定性药疹：本型是药疹中最常见的一种疹型，其形态特殊，易于识别。皮疹特点是局限性圆形红斑，颜色为鲜红色或紫红色，水肿性、炎症剧烈者中央可形成水疱。

本病属中医学"中药毒""风毒肿"范畴，认为药疹主要是由于脾湿不运、蕴湿化热、外感毒邪、湿热毒邪搏于皮肤所致。

【按摩点穴治疗】

治则：清热凉血，利湿解毒。

取穴：曲池、尺泽、曲泽、内关、合谷、足三里、血海、三阴交。

操作：用指压、叩击法。每穴先按压1分钟，再叩击（指叩）10～15下，如此反复做3～5遍。每日1～2次。

【按语】

（1）牢记自己的过敏史，每次因病就医时，应对医师讲明，自己对何种药物过敏。

（2）严格掌握用药适应证，以防滥用药物。注意药物交叉过敏反应。

（3）凡在用药的过程中出现了原因不明的红斑、丘疹、风团或全身皮肤瘙痒症状时，都应想到是否为药物过敏的"警告症状"。实际上这些所谓"警告症状"很可能就是药疹的早期表现，如能及时停药，并采取积极的措施，多数预后都是良好的。切忌在已出现变态反应后仍继续用药。

（4）对有明显家族及个人变态反应性疾病的患者，用药要慎重，尽量少用变应性强的药物。有报道，药疹患者中伴有其他变态反应性疾病者占37.5％。这些有个人或家族变态反应史的患者，不仅发生变态反应的机会多，同时症状也较严重。因此，有变态反应性病史的患者，使用药物时应特别慎重。